JN047082

大人の
カープ
体操

無理せず
「健康能力」滝昇り↗

元広島東洋カープ 一軍トレーニングコーチ
慶應義塾大学スポーツ医学研究センター研究員

石橋秀幸

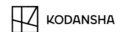
KODANSHA

は じ め に

　平均寿命の伸びにより、「人生100年時代」が到来するといわれています。国も様々な施策を講じていますが、私たちも自分の人生設計をしっかり考える必要に迫られています。そのためには、まず健康であることが何よりも大切だと実感されている方も多いのではないでしょうか。

　かくいう私も、今年で還暦間近の59歳。プロ野球球団、広島東洋カープでトレーニングコーチを15年間務めさせていただき、現在はスポーツを通して健康促進のための仕事に携わっていますが、若い頃のように体が動いてくれません。

　コーチとしてカープのために働けたことは、子どもの頃からカープファンだった私にとって、とても光栄で幸せな時間でした。球団では多くのことを学び、指導者として育てていただきました。球団関係者の皆様には、感謝の気持ちでいっぱいです。そして元カープの先輩、後輩から、今でも声をかけていただく機会が多く、カープの強い絆に感謝しています。

　しかし世の中は、コロナ禍が3年も続き、人と接する機会が制限されて社会的なつながりが弱くなりました。社会とつながる機会が少なくなると、精神的に虚弱になったり、社会性が低下したりします。ことに高齢者の場合は、病気ではないけれど身体機能や認知機能の低下がみられ、介護が必要になりやすい状態（フレイル）に近づいてしまうことも。フレイルは、自分で生活できる健康な状態と要介護状態の間に位置している虚弱な状態です。

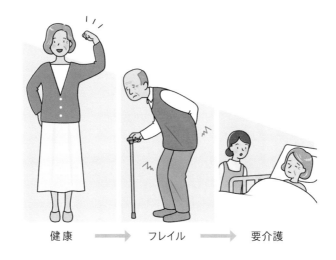

健康　　→　　フレイル　　→　　要介護

また、歳をとると、何かを行おうとしてうまくいかなかった場合、その理由をすべて年齢のせいにして、「歳だから仕方がない」という言葉を使ってしまいがちです。この背景には、「歳だからどうせうまくいかない」「どうせ駄目だ」という最初から諦めている気持ちがあり、自らフレイルに近づいていってしまうのです。

　「歳だから仕方がない」ではなく、「歳をとると若い頃のようには動けないけど、若者と一緒に大好きな球団を応援したい！」この言い方ではどうでしょう。後の文章が肯定的な伝え方になっています。

　本書では、楽しく体を動かすことができるように、私が長年お世話になった広島東洋カープの応援歌『それ行けカープ（若き鯉たち）』に合わせて考案した体操を紹介しています。大好きな球団を応援する、そうした気持ちで体操をすると、「歳だから仕方がない」と思っていたことなど忘れて体を動かすことができます。

　応援歌に合わせた体操で、無理をせず心身を向上させながら積極的に社会と関わりを持ちましょう。動きを見て真似をすることは、視覚、短期記憶、反応のトレーニングになります。また、音楽に合わせて体操を行うことは、聴覚のトレーニングになります。心と体、脳を活性化させることが、フレイル予防に役立つのです。

　「カープ愛」から広がる健康管理。マツダ スタジアムに行って、若者達と一緒に、カープを応援しましょう！

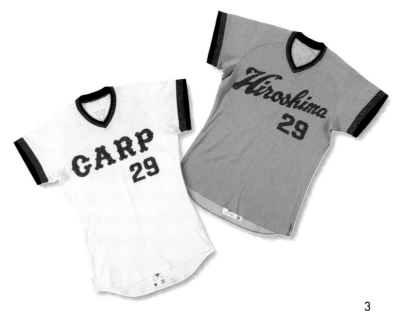

もくじ

第1章 リズムに乗ってやってみよう 大人のカープ体操

第2章 健康"脳力"をチェックしよう!

 第3章 一生いきいき! 健康ストレッチ

 第4章 シニアの運動 常識・非常識

第1章 (14ページ～23ページ) 体操全体の流れ

『それ行けカープ（若き鯉たち）』の音楽に合わせた体操の流れを紹介しています。中高年に悩みの多い肩痛や腰痛を予防し、和らげるのに効果的なメニューを体操の中に取り込んでいます。最初はゆっくりとしかできないかもしれませんが、繰り返すことでリズムに合わせて楽しみながら体操ができるようになるでしょう。

『それ行けカープ』歌詞番号

『それ行けカープ』の歌詞の番号を示しています。「大人のカープ体操」は、それぞれの歌詞の内容に合わせて、効果的な動きを組み合わせています。

体操の説明

体操の目的を示しています。目的を意識しながら体を動かしましょう。

効果と予防・改善のポイント

一連の体操の効果を紹介しています。日常生活では動かすことが少ない筋肉の使い方などを理解し、健康増進に役立ててください。

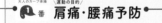

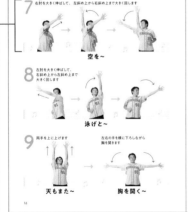

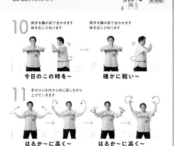

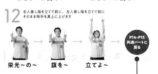

動画QRコード

スマートフォンでQRコードを読み取ると、一連の体操の動画を見ることができます。動画をご覧いただく際は、動画サイト（YouTube）に接続されます。

- スマートフォンをお持ちの方は、カメラモードにしてQRコードにスマートフォンをかざし、読み取ってください。

- パソコンをご利用の方は、こちらのサイトからご覧ください。
  https://k-editorial.jp/mov/carpexercises

- 電子版をお読みの方は、URLをクリックしてください。
  動画サイトの都合により、予告なく動画が終了・変更になる場合がありますので、予めご了承ください。

体操番号

「大人のカープ体操」では、基本的に2小節ごとにひとつの動きを行います。動きには「共通パート」の最初から4番の歌詞の最後まで通し番号が付けられています。

繰り返し行うマーク

一連の体操を行った後、『それ行けカープ』で繰り返し歌われる「共通パート」（14ページ・15ページ）の体操を行います。

第1章 （25ページ〜54ページ）体操番号ごとの動き

14ページ〜 23ページで紹介した一連の体操について、2小節ごとに分けた体操番号ごとに詳しく解説しています。それぞれの体操は体のどの部分をどのように動かすためのものなのか、その動きによってどのような効果が得られるのか、また知っておきたい豆知識も紹介しています。

『それ行けカープ』歌詞番号

『それ行けカープ』の歌詞の番号を示しています。14ページから23ページで紹介した一連の体操の動きの詳細を紹介しています。

体操番号

14ページから23ページの体操番号とリンクしています。参照ページの、どの体操かを確認することができます。

運動の目的

何をする運動なのかを示しています。運動の内容を意識することで、より効果的な動きをすることができます。

運動の方法

運動のやり方、注意点などをまとめて説明しているので、しっかりチェックしましょう。

動きの注意点

動きをするときの注意点やポイントを解説しています。しっかり読んで、チェックしながら行いましょう。

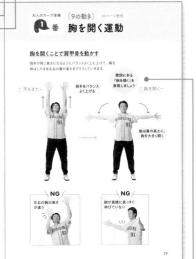

NG動作

やりがちな間違い動作を紹介しています。ちょっとした違いで効果が得られなくなるので、注意しましょう。体調によって写真の通りの動きができない場合には、絶対に無理をしないでください。

豆知識

体操を行う上で知っておきたい情報などを紹介しています。筋肉や骨格の動かし方といった専門知識から、広島東洋カープについての豆知識まで、チェックして健康増進に役立ててください。

アドバイス

楽しみながら体操を行うためのアドバイスを吹き出しで紹介しています。どういうイメージで体を動かせばいいのかなどをわかりやすく説明しています。

広島東洋カープOBのお二方に、
「大人のカープ体操」を体験していただきました。

「大人のカープ体操」は、
気になるところから
ひとつひとつケアしていける　小林誠二さん

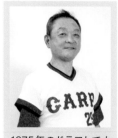

1975年のドラフトでカープに入団。1984年に魔球パームボールを駆使してリーグ優勝、日本一に貢献。同年、最優秀防衛率のタイトルを獲得。

　「選手にお手本となる投球を見せることがあるけど、最近は自信がなくなってきたかな（笑）」という小林誠二さん。現在、呉工業高等専門校をはじめ、四つの高校で野球部の指導をされていますが、「63歳くらいから、若い頃とは違うな」と、体力の衰えを実感するようになったそうです。

　「大人のカープ体操は、一番気になるところをケアする運動から始めて、気になるところを順番にケアして回復につとめていけるところがいいですね。楽しんでやっていただきたい。そして続けることが大切」と小林さん。大人のカープ体操で、音楽に合わせて楽しみながら体を動かし、健康脳力をアップしていきましょう。

　小林さんの今後の活動をうかがうと、「これからも野球にたずさわる仕事をして、野球の魅力を子どもたちに広めていきたい」と話してくださいました。

日々の積み重ねが
未来の元気へとつながる　紀藤真琴さん

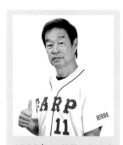

1983年のドラフトでカープに入団。1991年中継投手としてリーグ優勝に貢献。1994年には16勝を記録して最高勝率投手となる。

　「現役を引退したら、太る選手が多いけど、僕はむしろすっきりしてきた。高校生の指導をしていたときも、生徒たちと一緒にグラウンドで投げたり走ったり、ノックをしたりしていたから、太ることはなかったですね」という紀藤真琴さん。大人のカープ体操の片足立ちの運動では、全くぐらつかず、まだまだ体幹がしっかりされていることが実証されました。

　「カープは練習がハードだということで有名。他球団の選手は、トレードでカープだけには行きたくないと言っていたほど。とにかくスパルタでしごかれました。でも、そのおかげで40歳まで現役でいられたのだと思います」と紀藤さん。すべては日々の積み重ねです。継続していつまでも健康で豊かな人生を歩みましょう。

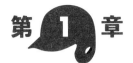

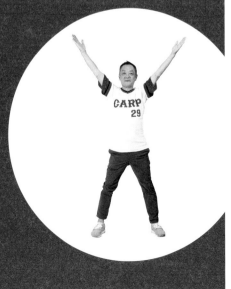

リズムに乗ってやってみよう

大人の
カープ体操

大人のカープ体操で「できる動き」を増やしましょう!

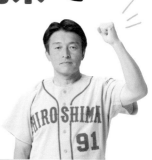

加齢による衰えを
体を動かすことで抑えましょう

　年齢を重ねると、身体の機能、呼吸、消化など色々な働きが低下して、うまく機能を発揮できなくなります。これが身体的加齢、つまり歳をとるということです。身体的加齢による体の変化を大きく分けると、「体の衰え」と「神経の衰え」に分けられます。

体の衰え

体の衰えの代表的なものには、以下の3つがあります。

有酸素能力の変化	マラソン選手のように速いペースで長距離を走れなくなります。長距離走には肺の機能が重要ですが、加齢に伴って肺の機能は比較的早く低下します。タバコを吸っていると、さらに早く低下します。
筋力の変化	バレーボール選手のように高くジャンプできなくなります。これは歳をとることで筋肉量が少なくなり、筋力が低下するためです。筋力は、50歳を過ぎる頃から低下します。
エネルギー代謝の変化	加齢とともに体重が増加することが多く、特に男性にはこの傾向がみられます。このとき筋肉が減って脂肪が増加してしまいます。高齢者は、皮下脂肪よりお腹周りの脂肪（内臓脂肪）が増える傾向があります。

神経の衰え

神経の衰えには、脳の情報処理機能の低下が関与しています。

 視力低下、聴力低下、短期記憶（瞬間的に記憶する力）の悪化、反応時間（素早く反応して適切な行動をする力）の低下、そしていくつかの情報を同時に処理する能力が低下します。

　今まで無意識にできていた動作が、できなくなったり、遅くなったり、時間がかかるようになったと感じることはありませんか。誰でも加齢に伴ってその傾向が強くなります。大切なことは、神経系の衰え、脳の情報処理機能の低下を抑えることです。

　そこで「大人のカープ体操」を「やってみる」と脳で判断・処理して、全身の筋肉に指令を伝えていく神経系の仕組みを思い出していくことで、「できる動き」の減少を抑え、逆に増やしていくことができます。

健康は豊かな生活のための手段

　健康と病気の間には、明確な境界線はありません。例えるなら健康と病気は、それぞれを両端にした1本の線でつながっていて、私たちはその線の上の、どこかにいるイメージでしょうか。何かの原因で体調を崩すと健康側から病気側に少しずつ近づくことになります。健康側に居続けることは、歳を重ねても質の高い生活を維持するための手段といえます。

　ただし注意しなければならないことがあります。生活習慣の乱れ（例えば偏食、運動不足、喫煙、ストレス……）によって生じる病気を生活習慣病といいます。このような病気や健康の衰えと、老化については明確に区別することが必要です。生活習慣病は、それぞれの病気が別々に悪くなっていくのではなく、その進行にはお腹の内臓の周りに脂肪がたまる内臓脂肪型肥満が大きく関係します。内臓脂肪型肥満の対策は、食事と運動を組み合わせ上手に継続していくことです。

　食事に配慮しながら、規則正しい生活を送るための日課として「大人のカープ体操」を行い、継続して「生活の質」を高めていきましょう。

それ行けカープ ～若き鯉たち～

作詞：有馬三恵子
作曲・編曲：宮崎尚志

カープ　カープ　カープ
広島　広島カープ

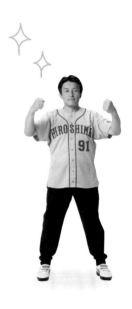

1
空を泳げと　天もまた胸を開く
今日のこの時を　確かに戦い
はるかに高く　はるかに高く
栄光の旗を立てよ
カープ　カープ　カープ
広島　広島カープ

2
勝ちにいくのが　選ばれた者の運命（さだめ）
一投一打が　勝負のすべて
闘志をつくし　闘志をつくし
今ここで花と咲けよ
カープ　カープ　カープ
広島　広島カープ

JASRAC 出 2400767-401

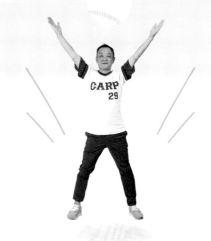

3

鍛えぬかれた　精鋭の技と力
その意気愛して　見守るわれらの
あしたへ続く　あしたへ続く
きりのない夢であれよ
カープ　カープ　カープ
広島　広島カープ

4

晴れのあかつき　旨酒をくみかわそう
栄冠手にする　その日は近いぞ
優勝かけて　優勝かけて
たくましく強く躍れ
カープ　カープ　カープ
広島　広島カープ

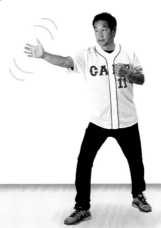

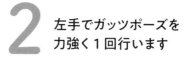

\運動の目的/
体幹を鍛える

1
右手でガッツポーズを
力強く1回行います

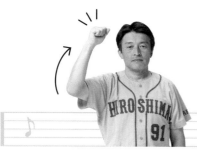

カ～プ

2
左手でガッツポーズを
力強く1回行います

カ～プ

3
右手でガッツポーズを
力強く1回行います

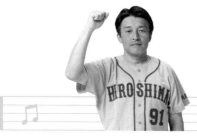

カ～プ

4
両手でガッツポーズを
力強く1回行います

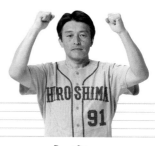

広島～

体操を するときの 基本姿勢

右手でガッツポーズのときに右に体が傾かないように、
左手でガッツポーズのときに左に体が傾かないように、
両手でガッツポーズのときに前後に体が傾かないように、
体幹【→ P25】をしっかり意識して行いましょう。

背筋は背骨のS字をつくって姿勢を保ち、腹筋は内臓を固定する役割があります。体を支える背筋・腹筋が弱いと良い姿勢を保つことができません。体幹をしっかり鍛えましょう。

歌に合わせてやってみよう！

動画はこちら▼

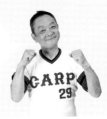

5 両手を上に振り上げて　　**6** ガッツポーズを力強く1回行います　　**5・6** の繰り返し

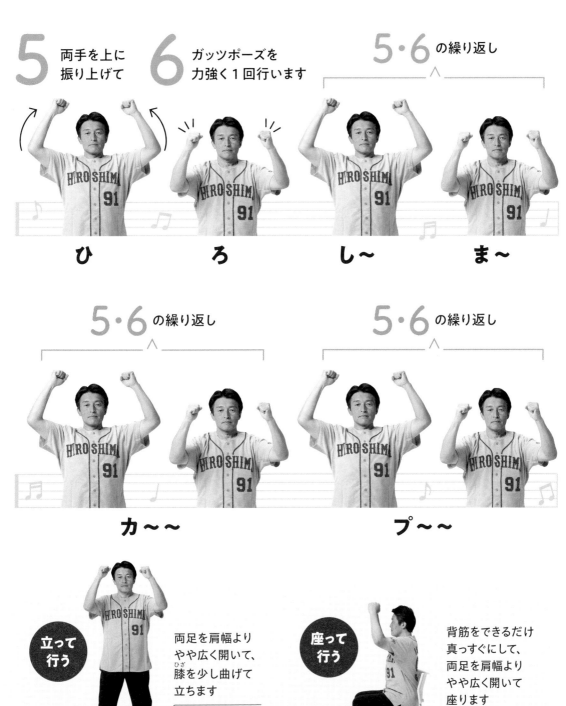

ひ　　ろ　　し〜　　ま〜

5・6 の繰り返し　　**5・6** の繰り返し

カ〜〜　　プ〜〜

立って行う 両足を肩幅よりやや広く開いて、膝（ひざ）を少し曲げて立ちます

座って行う 背筋をできるだけ真っすぐにして、両足を肩幅よりやや広く開いて座ります

肩痛・腰痛予防

7 右肘を大きく伸ばして、左斜め上から右斜め上まで大きく回します

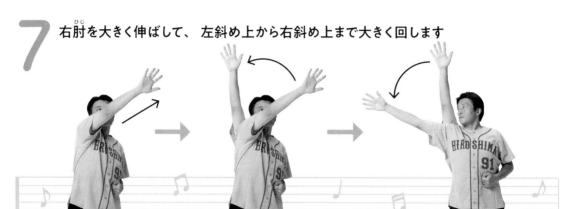

空を〜

8 左肘を大きく伸ばして、右斜め上から左斜め上まで大きく回します

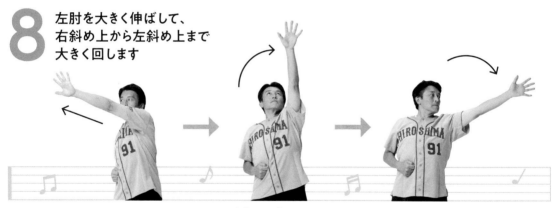

泳げと〜

9 両手を上に上げます　　　　　　左右の手を横に下ろしながら胸を開きます

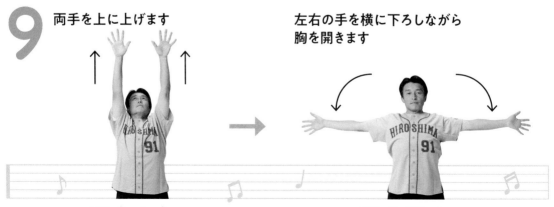

天もまた〜　　　　　　　　胸を開く〜

歳をとって体が硬くなると、姿勢が崩れて首や背中の血行が悪くなり筋疲労で肩痛・腰痛の原因になります。胸、背中、股関節の周囲筋を動かして、肩痛・腰痛を予防しましょう。

体操で腰痛を
予防しよう!

動画はこちら▼

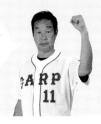

10 両手を胸の前で合わせます 体を右にひねります

両手を胸の前で合わせます 体を左にひねります

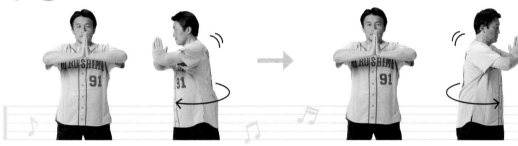

今日のこの時を〜   確かに戦い〜

11 手のひらを外から内に回しながら 上げていきます

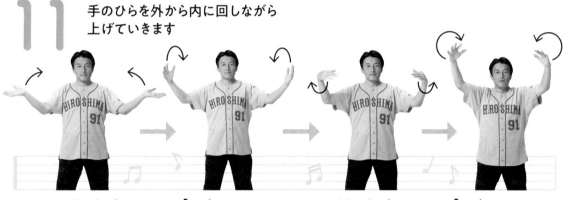

はるか〜に高く〜   はるか〜に高く〜

12 右人差し指を立てて前に、 左人差し指を立てて前に そのまま両手を真上に上げます

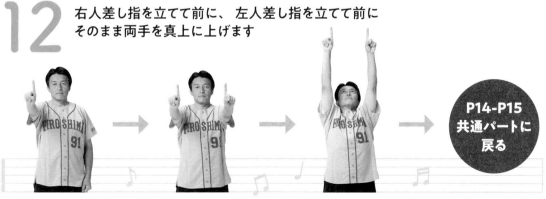

P14-P15
共通パートに
戻る

栄光〜の〜   旗を〜   立てよ〜

17

大人のカープ体操 2番 \運動の目的/ 肩痛予防

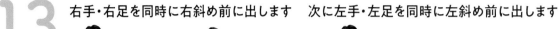

13 右手・右足を同時に右斜め前に出します　次に左手・左足を同時に左斜め前に出します

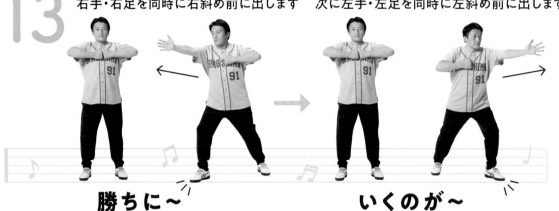

勝ちに〜　　　　　　　　　　いくのが〜

14 右手の人差し指と親指で左手の中指を
つまむように引き上げます　　両手を腕の前でクロスします

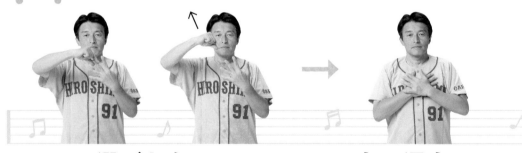

選ばれた　　　　　　　　　　者の運命〜

15 投げる動作と打つ動作を行います

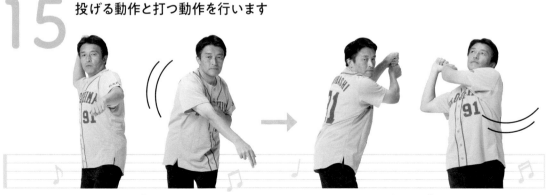

一投　　　　　　　　　　一打が〜

肩甲骨の動きが硬くなると、肩関節の動きが制限されて肩痛の原因になります。効率良く体を動かす体操、リズム体操などで、肩甲骨の本来の動きを取り戻して、肩痛を予防しましょう。

動画はこちら▼

16 両手を広げて肩を上げ下げします

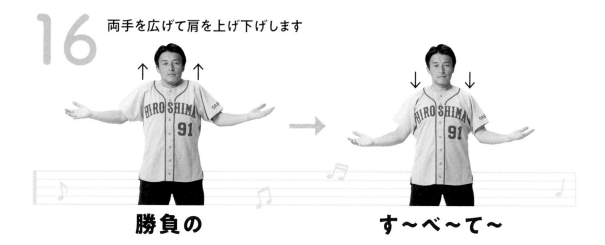

勝負の　　　　　　　す～べ～て～

17 右肘を90度に曲げて体につけて、そこから拳を前へ。そのままの状態で腕を上げて正面に回して下げます。左腕も同様に繰り返します

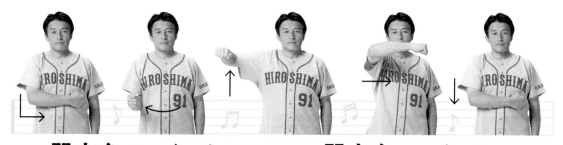

闘志をつ～く～し～　　　闘志をつ～く～し～

18 両手の甲を合わせて上半身を前に倒し、そこから上半身を起こして両腕を上げて大きく胸を開きます

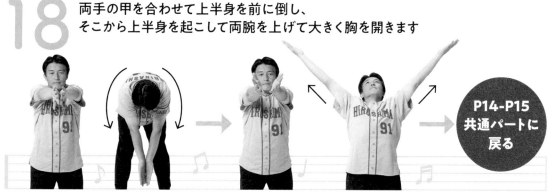

今ここで～　　　花と～咲けよ～

P14-P15
共通パートに
戻る

3番 転倒予防

19
右足を斜め前に出して、つま先を上に向けて膝を伸ばします。
左足も同様にして、膝を伸ばします

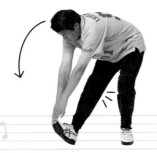 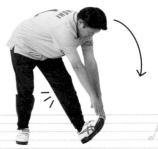

鍛え〜　　　　　　　　ぬかれた〜

20
両足のかかとの、上げ下ろしを2回行います

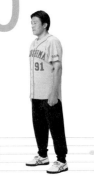 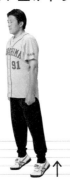 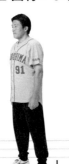 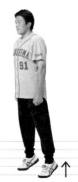 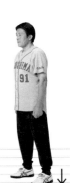

精鋭の技と力〜

21
右手、左手の順に前に出して、両手を結ぶように合わせます

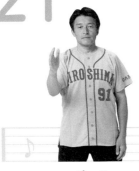 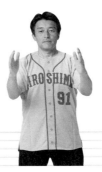 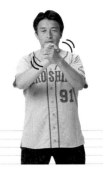

その　　　　　　　　意気　　　　　　　　愛して〜

脚の筋肉が弱くなると転倒が多くなります。そこで脚の筋肉をしっかり動かして、骨盤から太ももにつながる筋肉も鍛えましょう。体幹も安定して肩痛予防にもなります。

動画はこちら▼

22 両手を合わせたまま両肘の上げ下ろしを2回行います

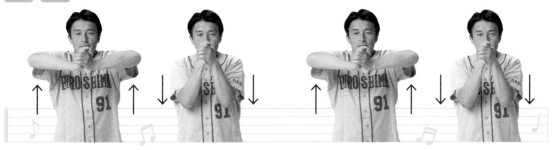

見守〜る　　　われらの〜

23 右肘と左膝を体の前でクロスします。左肘と右膝も同様に体の前でクロスします

あしたへ続く〜　　　あしたへ続く〜

24 両手を上に伸ばして、体を右へ倒します。両手を上に戻して、体を左へ倒します

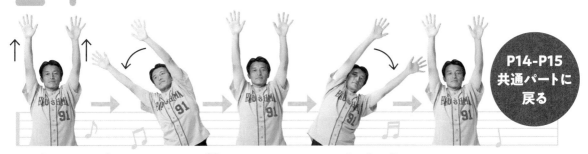

P14-P15
共通パートに
戻る

きりのない　　　夢で〜　　　あれよ〜

21

4番

\運動の目的/

肩痛・肩こり予防

25 手のひらを前に向けて顔の前でクロスします。
指を動かしながら、両手を伸ばして大きな円を描くように動かします

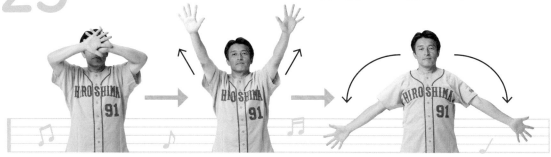

晴れの　　　　　　　　　**あかつき～**

26 両手でビールジョッキを持っているイメージで
顔の前で両手を合わせて、両手を開きます

旨酒を　　　　　　　　　**くみかわそう～**

27 両手を広げて、体の斜め前に上げます。
両手を引き寄せて、胸の前で合わせます

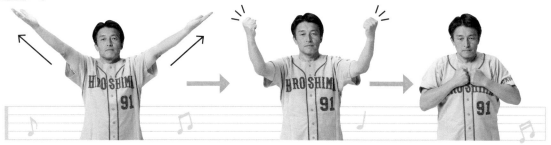

栄冠手にする　　　　　　**その日は近いぞ～**

歳をとると上半身が前傾して猫背姿勢になることが多く、胸を開く、背中を開く動作が難しくなり肩痛や肩こりの原因になります。胸、背中、脇を大きく動かして予防しましょう。

動画はこちら▼

28 右手を上にして優勝旗を持つような姿勢から、右手を前に大きく出します

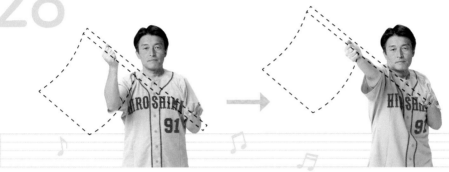

優勝　　　　　**かけて〜**

29 左手を上にして優勝旗を持つような姿勢から、左手を前に大きく出します

優勝　　　　　**かけて〜**

30 腰に手を当ててハイパワーポーズをとります。逆の手でも同様にします

手のひらを正面、手の甲を正面、手のひらを正面に回転させながら腕を上げます

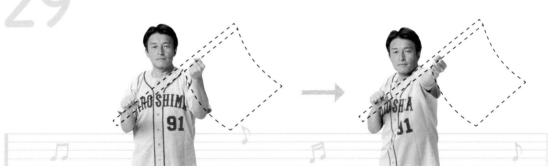

P14-P15
共通パートに
戻る

たくましく強く　　　　**お〜ど〜れ〜**

自分にできる範囲で
無理をせずに
体を動かしましょう

持続することで、徐々に
「できる動き」を増やすことができます

　ここからは、「大人のカープ体操」のやり方を解説します。それぞれの動きが、どういう運動なのかを明確にし、動きのポイントとコツを紹介していますが、「肩が上がらない」「足が痛くて動かない」という場合には、無理をせず、体調に合わせて行ってください。見本の通りにできなくても、脳で「やってみる」と判断し、体を動かしていくことで、「できる動き」が増えていきます。自分でできる方法で実践していきましょう。

大人のカープ体操を行う際の注意点

- 無理をせず、自分のペースで行ってください。

- 体調に不安がある方や、持病がある方は、必ず医師の許可を得てから体操を行ってください。

- 体操を行う際は、すべりにくく安定した場所で、障害となるものが周りにないかを確認してから行ってください。

座って行う場合の注意点

- イスは、脚が動かず、安定したものを選んでください。

- 車いすの方は、必ずブレーキをかけてから行ってください。

腹筋・背筋を意識して

歳をとると腹筋・背筋を使う機会が少なくなるので、体幹の筋力が低下してしまい、腰に負担がかかります。ガッツポーズで腹圧を上げることで、腹筋・背筋を意識してみましょう。

力強くきれいな
ガッツポーズを
意識して！

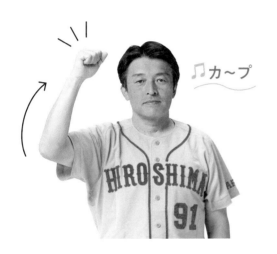

♪カ〜プ

♪カ〜プ

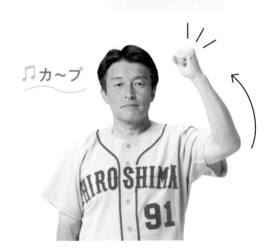

＼ ガッツポーズで体幹筋肉トレーニング ／

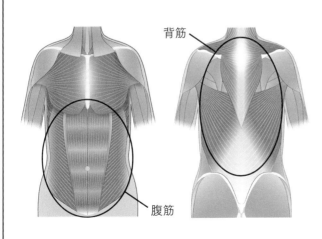

背筋

腹筋

体幹とは頭部、手足を除いた胴体のことです。特に腹筋・背筋を合わせた「体幹筋肉」は、身体バランスの安定や手足を楽に使うために役立ちます。

力強くガッツポーズをするときに、体が前や後ろ、左右に傾かないように、お腹や背中に少し力を入れて行うことで「体幹筋肉」のトレーニングになります。ただし、いきなり力いっぱい腕を振るのではなく、少しずつ力を入れていきましょう。

体幹を意識する運動②

呼吸を意識して

両手を上げるときは息を吸いながら、両手を下げるときは息を吐きながら
行います。下げた両手をストップさせて、お腹に力を入れるときも息を吐き
ながら、呼吸を止めないで行いましょう。

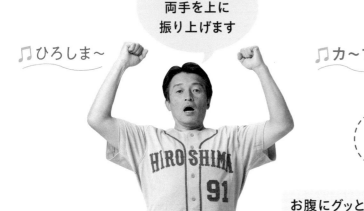

♪ひろしま〜

息を吸いながら
両手を上に
振り上げます

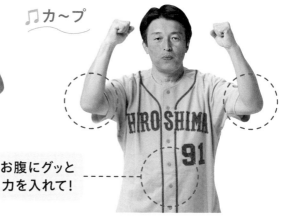

♪カ〜プ

肘は肩の高さ
くらいでストップ

お腹にグッと
力を入れて!

二の腕の筋肉も意識して鍛えよう

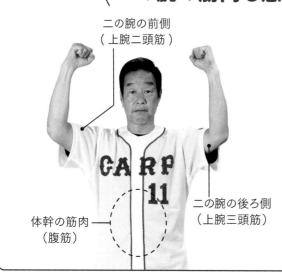

二の腕の前側
（上腕二頭筋）

体幹の筋肉
（腹筋）

二の腕の後ろ側
（上腕三頭筋）

両手でガッツポーズをするときに、両肘を
肩より少し上に上げ、降ろす腕を肘を肩の
高さでストップさせてみましょう。

「体幹筋肉」に加えて、二の腕の前側の「上
腕二頭筋」、二の腕の後ろ側にある「上腕三
頭筋」のトレーニングにもなります。

日常生活で、「上腕三頭筋」はあまり使
わないので、加齢に伴って筋肉がたるんで
きます。少しずつこの方法も試して、二の腕
の筋肉も合わせてトレーニングしていきま
しょう。

筋肉量の減少を防いで
「フレイル」「要介護」 対策

加齢により筋肉量が減少するサルコペニア

　歩く速度が遅くなった、階段は手すりを持たないと上がれなくなった、などの自覚症状はありませんか。これらは筋肉の量が減少していく「サルコペニア」かもしれません。

　「サルコペニア」とは、歳をとることで筋肉量が減少して筋力が低下することをいいます。**筋肉が減ると、体に様々な悪い影響が出ます。**

　筋肉が減少して運動不足になると、脂肪が増加します。しかし一見すると太って見えないため、スリムな人ほど外からは気づかず進行します。

　サルコペニアは、低体力、高血圧になるリスクが高く、近年では「メタボ」よりも怖いといわれています。

　フレイルや要介護の状態に近づかないように、筋肉減少を防ぎましょう。

筋肉不足と病気の関係

筋肉不足と病気の関係は次のようなものがあります。

筋肉不足	→基礎代謝の減少 →冷え性になる →眠れない
	→免疫力低下 →風邪をひきやすい →こじらせる
	→糖分消費が減る →生活習慣病のリスクが高くなる
	→疲れやすくなる →食事量が減る →行動範囲が狭くなる

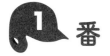
腕を回す運動

腕を大きく回して背筋を柔軟に

斜め上に向かって腕を伸ばし、そのままゆっくり半円を描く
ように反対側へ腕を下ろしていきます。肘をしっかり伸ばし
ましょう。

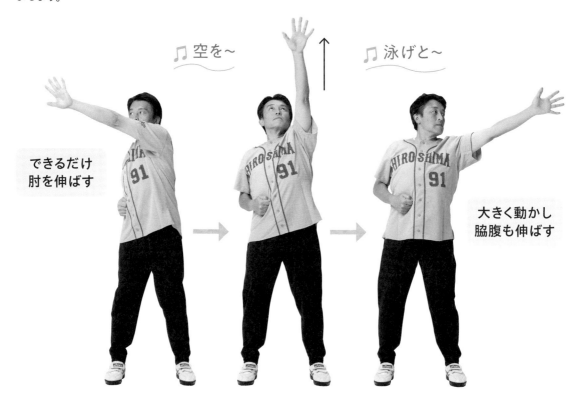

♫空を〜

♫泳げと〜

できるだけ
肘を伸ばす

大きく動かし
脇腹も伸ばす

＼ NG ／

肘が曲がっている

＼「カープ」の由来を知って体操をしましょう／

　チーム名である「カープ」の由来については諸説あります。
　広島市内は川が多く、鯉が名産であったこと。そして鯉は出
世魚であること。原爆で倒壊して復興の象徴として再建された
広島城の別名が、「鯉城（りじょう）」と呼ばれていたため、滝を
昇る鯉のように復興の願いを込めた、などがあるそうです。
　カープに込められた深い意味を考えてみると、より一層カー
プ愛が深まることでしょう。

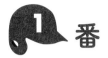
胸を開く運動

胸を開くことで肩甲骨を動かす

両手が同じ高さになるようにバランスよく上に上げて、腕を
伸ばしたまま左右の肩の高さまで下ろしていきます。

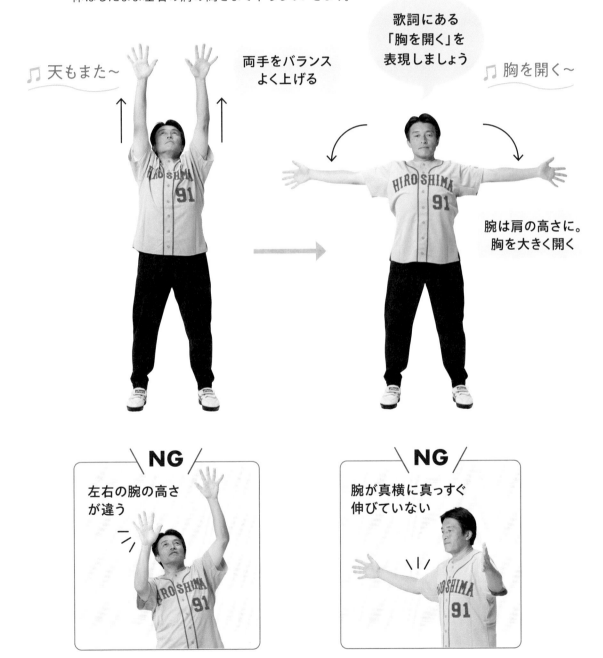

♫ 天もまた〜

両手をバランス
よく上げる

歌詞にある
「胸を開く」を
表現しましょう

♫ 胸を開く〜

腕は肩の高さに。
胸を大きく開く

＼ NG ／

左右の腕の高さ
が違う

＼ NG ／

腕が真横に真っすぐ
伸びていない

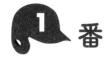
正しく体をひねる運動

股関節を回して腰痛予防

両手を胸の位置で合わせて肘を肩の高さまで上げ、上半身を左右にひねります。肩の高さまで腕が上がらないときは、上げられる高さで行ってください。息を止めないで自然な呼吸で行いましょう。

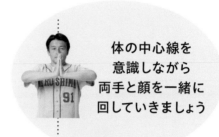

体の中心線を
意識しながら
両手と顔を一緒に
回していきましょう

♫ 今日のこの時を〜

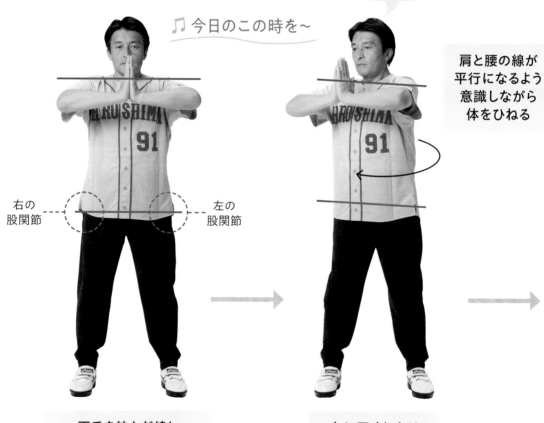

肩と腰の線が
平行になるよう
意識しながら
体をひねる

右の
股関節

左の
股関節

両手を結んだ線と
左右の股関節を結んだ線が
平行になるように両手を
胸の高さで合わせる

右に回すときは
右の股関節を
しっかり回転させる

息を止めないで
自然な呼吸で
行いましょう

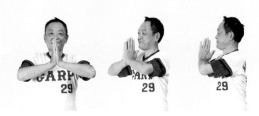

\NG/

手だけを回して胸が正面を
向いたまま

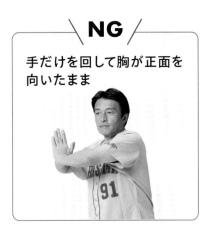

注意！　間違った意識で 体を動かすと腰痛に？

体の回転軸は、頸椎、胸椎、腰椎など
で構成されています。それぞれの回転
角度は、頸椎が約50度、胸椎が約35
度、腰椎は約5度しか回転できません。
腰は回らないのです。

野球のバッターが全力でスイングした
とき、腰が大きく回っているように見え
ますが、これは腰が回っているのではな
く、股関節と胸椎の回転の動きになり
ます。

腰椎は、前後の動きや左右の動きは
できますが、回転することはできません。
もし腰（腰椎）で体をひねったり、回した
りという間違った意識で体を動かしてい
たら、腰痛になってしまいます。

♫ 確かに戦い〜

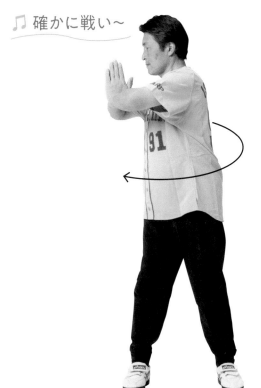

胸の前で合わせた両手が
右の股関節の位置に
くるくらいひねる

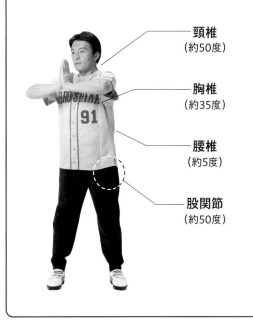

頸椎
（約50度）

胸椎
（約35度）

腰椎
（約5度）

股関節
（約50度）

31

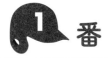
肩甲骨のリズム運動①

肩甲骨を動かして肩こり解消・腰痛予防

水かきをしながら腕を段々高く上げていきます。腕を上げる動作によって肩甲骨が動き、肩こりの解消になります。そして背中の筋肉も柔らかくなるので、腰痛予防にもつながります。鯉の滝昇りをイメージしながら行いましょう。

腕を横から前へ
水をかくように
動かす

躍動感あふれる
鯉の動きを手指で
表現するイメージで

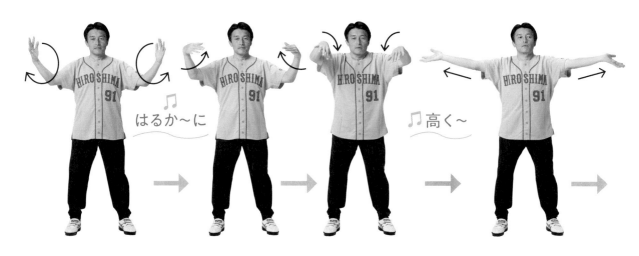

♪はるか～に

♪高く～

手のひらを返しながら水をかいて
泳いでいるイメージで
やってみましょう

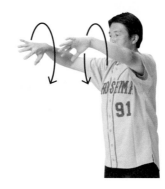

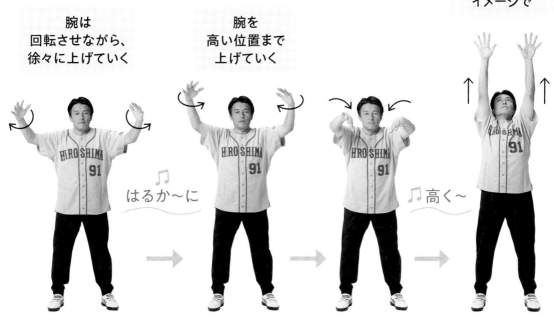

腕は
回転させながら、
徐々に上げていく

腕を
高い位置まで
上げていく

最後は鯉が
滝を昇りきった
イメージで

♪はるか〜に

♫高く〜

正しいリズムで肩痛、肩こり予防

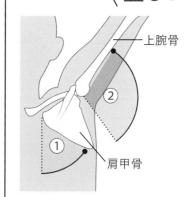

上腕骨

②

①

肩甲骨

　腕を45度以上に上げるとき、上腕骨と肩甲骨は2：1の割合で動きます。これを肩甲上腕リズムといいます。

　このように腕を上げるときは、腕（上腕骨）だけでなく、肩甲骨も一緒に動いているので、腕だけ動かしても肩甲骨があまり動かないと、肩甲上腕リズムはうまく行うことができません。肩痛や肩こりの予防のためにも、肩甲上腕リズムは大切です。

　腕を上げる動きのときは、肩甲骨も一緒に動かすという意識を持って行う習慣をつけましょう。

肩甲骨のリズム運動②

両手を上げて姿勢バランスを整える

右、左の順に両腕を前に伸ばし、両手の人差し指を真っすぐ立てます。
左右の人差し指の高さを揃え、そのまま両腕を上げ、人差し指で天をさします。

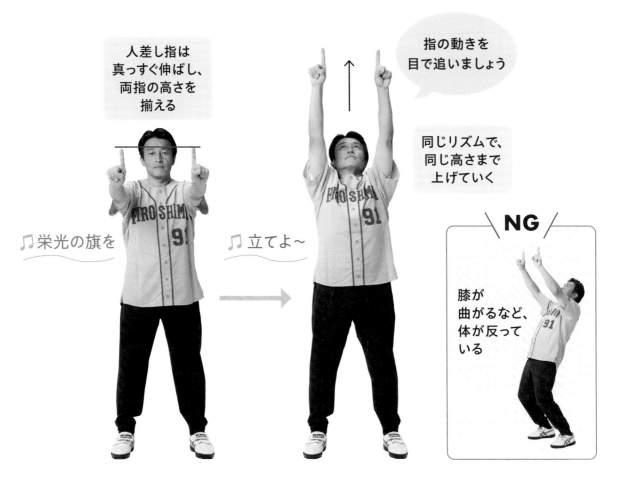

人差し指は
真っすぐ伸ばし、
両指の高さを
揃える

指の動きを
目で追いましょう

同じリズムで、
同じ高さまで
上げていく

♫栄光の旗を

♫立てよ〜

NG

膝が
曲がるなど、
体が反って
いる

＼ 背中が真っすぐな姿勢を保つために ／

背筋力の低下などで背中が丸まった姿勢は、肩こりや腰痛の原因になります。
背中を伸ばすために、左右の指を高く上げるとき、頭を後ろに持ち上げて首を少し後ろに
反らせる意識で行ってみましょう。すると背中が伸びて、骨盤も引き上げられるので、背筋が
しっかり働きます。少しずつ継続して、姿勢バランスを改善していきましょう。

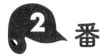

2番 安定歩行のための運動

安定した動きができるようにする「側対歩（そくたいほ）」

右手と右足、あるいは左手と左足、同じ側に手と足を同時に
斜め前に出す「側対歩」の動きをします。
足を踏み出したときに体が上下に
動かなくなるための運動です。

首の長いキリンは
同側の前足と後ろ足を同時に
動かすことで安定して歩いて
います。この動きを真似
してみましょう

手を握り胸の
前で両手の拳を
合わせます

♫勝ちに〜

♫いくのが〜

手と足を
同じ方向の
斜め前に
出します

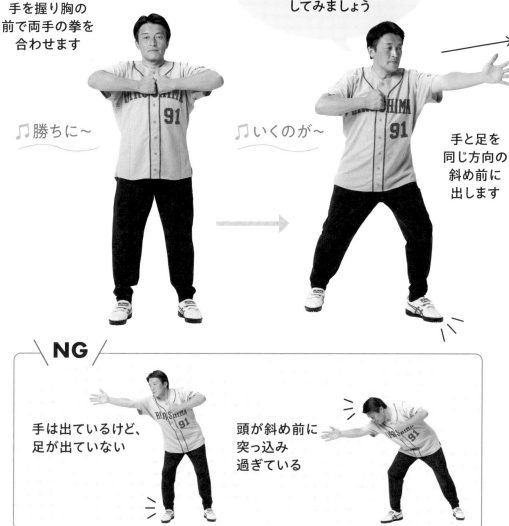

NG

手は出ているけど、
足が出ていない

頭が斜め前に
突っ込み
過ぎている

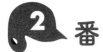

大人のカープ体操 ［14の動き］ 18ページ参照

2番 指・腕の運動

指と腕を連動して使う

指の動き、腕を上げる動き、ふたつの動作を連動して行います。指を細かく使いながら、そのまま腕を上げる動作を行います。

手のひらを広げて
もう一方の手で
中指をつまむ

くじを引くイメージで
指をつかんだ
手を上に上げる

くじを
引き当てるという
思いを込めて
行いましょう

♫選ばれた

♫者の運命~

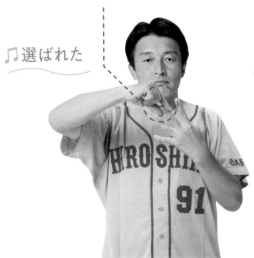

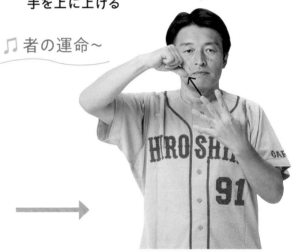

肩甲骨の動きを意識して、往年の 名ピッチャーのフォームを真似てみましょう!

あなたの記憶に残る名ピッチャーは誰ですか? 例えば、外木場さん、池谷さん、北別府さん、大野さん……あるいはクローザーの江夏さん、津田さん。忘れられないヒーローを思い出しながら投げる動作をしてみましょう。強打者の動作もしてみましょう。

小林誠二さん

クローザーとして大活躍。1984年のセ・リーグ優勝を決めた試合では、完投勝利をあげて胴上げ投手になった。同年の日本シリーズで、史上初のセ・パ両リーグでのシリーズ勝利投手も記録。

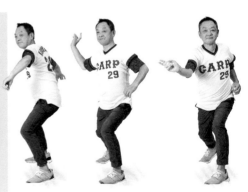

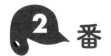

大人のカープ体操 ［15の動き］ 18ページ参照

2番 回転軸を意識する運動

腰と肩を連動して使う

投げる、打つ、ふたつの動作を行います。バッターのスイングの動きは、31ページのコラムで紹介したように股関節と胸椎の回転の動きです。腰をひねるという誤った認識で行うと、腰を痛めることになるので注意しましょう。

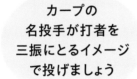

カープの
名投手が打者を
三振にとるイメージ
で投げましょう

強打者を
イメージして豪快な
ホームランを
打ちましょう

♫一投

♫一打が〜

カキーン

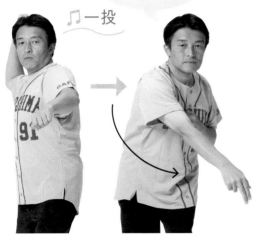

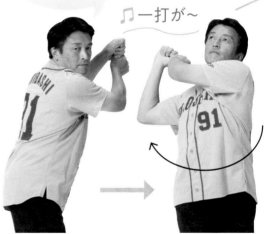

紀藤真琴さん

オーバースローから150キロを超えるストレートと、多彩な変化球で攻める本格派投手として大活躍した。94年には4試合連続2ケタ奪三振も記録。月間MVPを2回（94年、96年）獲得。

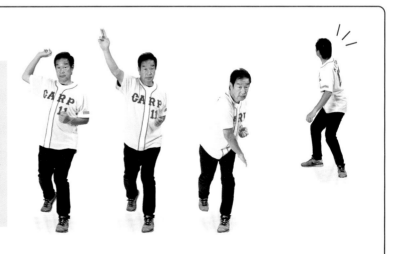

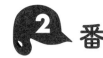

2番　肩甲骨を動かす運動①

肩の可動域を保ち肩痛を予防

肩痛予防のためには、肩関節の可動域（関節が最大に動く範囲）に左右
差がないこと、肩甲骨が6方向へバランスよく動くことが重要です。まず
は肩の上げ下げの動作を習慣にしていきましょう。

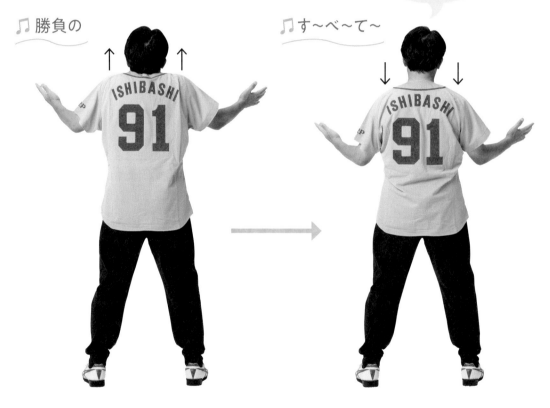

♪勝負の　　　　　　　　　　　　♪す～べ～て～

肩甲骨を
動かすことを意識して
行いましょう

両手を広げて、
グッと力を肩に入れ、
両肩を真っすぐに上げる

脱力して、
両肩を静かに下げる

意識して効果的に！
肩甲骨6方向の動き

肩甲骨を動かして肩痛を予防する

　肩甲骨は、背中の左右にある逆三角形の骨です。肩甲骨と二の腕（上腕骨）をつなぐ肩関節（肩甲上腕関節）は、腕を様々な方向に動かすことができる構造になっています。

　肩甲骨は、6方向（肩を上げる、肩を下げる、胸を開く、背中を開く、腕を上げる、腕を下げる）へ動きます。

　肩関節には、多くの筋肉や腱（骨と筋肉をつなぐ組織）、靭帯（骨と骨をつなぐ組織）がありますが、加齢に伴ってこれらが硬くなったり機能が低下したりします。すると肩甲骨が動きにくくなり、肩関節の動きが制限されて、肩痛の原因になってしまいます。

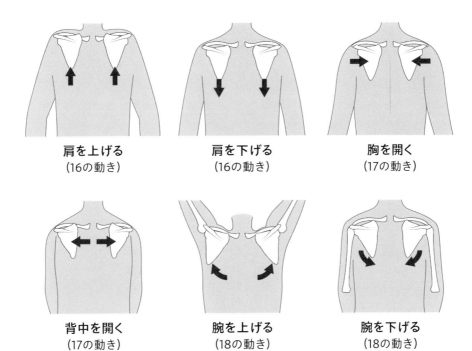

肩を上げる
（16の動き）

肩を下げる
（16の動き）

胸を開く
（17の動き）

背中を開く
（17の動き）

腕を上げる
（18の動き）

腕を下げる
（18の動き）

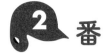

2番 肩甲骨を動かす運動②

肩甲骨本来の動きを取り戻しましょう

肩甲骨を動かす筋肉が、加齢によって硬くなってしまったのをほぐす運動です。
肘を90度に曲げた状態を維持したまま、
肩甲骨をリズムよく動かします。

最初の
ポジションに
戻る

しっかり
肩甲骨を動かして
いきましょう

♪ 闘志をつくし〜

♪ 闘志をつくし〜

片肘を
90度に曲げて
体につける

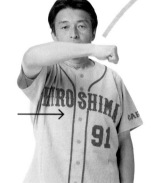

肘を90度に
維持したまま
腕を前方に出す

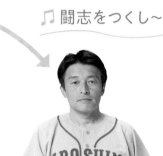

肘を90度に
維持したまま
腕を外に開く

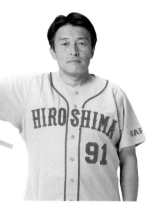

肘を90度に
維持したまま
腕を水平に上げる

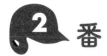

肩甲骨を開く・閉じる運動

肩甲骨の柔軟な動きを取り戻す

肩甲骨ラインがきれいに浮き出て見える状態を「天使の羽」といいます。
肩甲骨を羽ばたかせるようなイメージで、背中を丸める、
胸を大きく広げる動きを行ってみましょう。

体操を行うときは必ず
息を止めないで行いましょう。
息を止めて行うと、血圧や
脈拍に変化を与えて、
心臓や脳の血液の流れに
負担がかかります

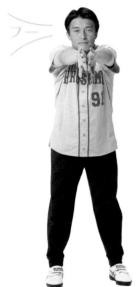

♫今ここで

息を吐きながら
両手の甲を
合わせる

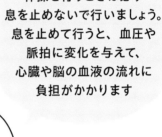

両手の甲を
合わせたまま
上半身を前に倒す

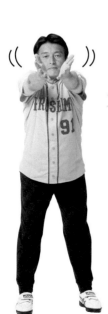

♫花と咲けよ～

手の甲を
合わせたまま
両腕を上げていき、
顔の前で
手の甲を返す

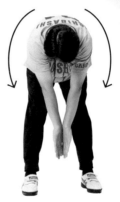

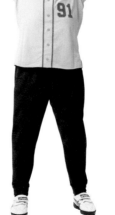

息を吸いながら
両手を上げて
大きく胸を開く

スクワット応援をしよう！

中高年のためのスクワット応援

　広島東洋カープのスクワット応援は、今やマツダ スタジアムの名物になっています。若者と同じようにはできませんが、膝や腰への負担を軽減させて効率良く「立つ・座る」動作を行います。35ページで紹介した「側対歩」の動きを応用した中高年のためのスクワット応援の方法を紹介します。

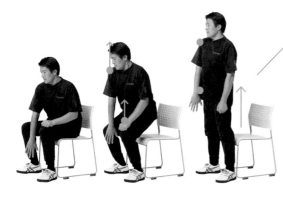

立ち上がるとき

立ち上がるキッカケとして、右手を右膝の内側に入れて右肩と右股関節を同時に上げるイメージで立ちます。体が前後に倒れないように、できるだけ姿勢を保つことで膝への負担を軽減させて効率良く立ち上がることができます（左肩と左股関節でも構いません）。

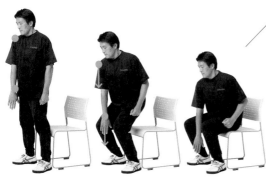

座るとき

イスの位置を確認して、右手を右膝の内側に入れて右股関節と右肩を同時に下げるイメージで座ります。立ち上がるときの動きに近いのですが、力の入り方や動きの方向は違います。下を向かないようにして、できるだけ頭部を水平に保ったまま、ゆっくり座りましょう（左股関節と左肩でも構いません）。

\NG/

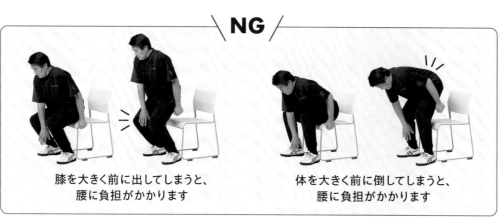

膝を大きく前に出してしまうと、腰に負担がかかります

体を大きく前に倒してしまうと、腰に負担がかかります

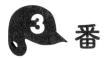

3番 脚の柔軟性を高める運動

腰痛予防に必須の柔軟体操

立った姿勢でつま先に向かって前屈します。この動作の目的は膝を伸ばすこと。体のバランス、柔軟性を高めます。体を柔軟にすることは腰痛予防に深くかかわってきます。

足を斜め前に出して
つま先を上げ、
膝を伸ばした状態で
上半身を前に倒す

無理せず自分のできる
ところまでにしてください。
写真のようにできなくても、膝を
伸ばすイメージで行いましょう。
**次のページでイスに座って行う
方法を紹介しています**

♫鍛え〜ぬかれた〜

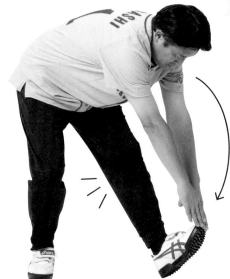

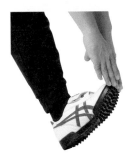

つま先に手を
つけるイメージで
上半身を倒して、
膝を伸ばす

柔軟性を高めて骨盤を
正しい位置にリセット

「腰」という漢字は、体を表す部首「月（にくづき）」に「要（かなめ）」を合わせて完成します。腰は、文字通り体の要となる重要な部位なのです。

歳をとると筋肉の衰えから、骨盤が後ろに傾いてしまうなど、骨盤にゆがみが生じてしまいます。すると上半身が前傾して猫背気味になるので、腰痛の症状が出やすくなります。

骨盤を正しい位置に戻すには、体のバランス、柔軟性にポイントを絞った体操が効果的です。3番の19の動きや、腰ストレッチ【→P80、81】を行って骨盤をリセットしましょう。

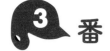

3番 ［19の動き］ 20ページ参照

脚の柔軟性を
高める運動 | **イスに座って行う方法**

無理せず徐々に脚の柔軟性を高めましょう

立った姿勢でむずかしい場合には、座りながら膝を伸ばすレベル1
の体操からはじめてください。レベル1がしっかりできるようになっ
てから、レベル2、レベル3へ徐々にステップアップしていきましょう。

> 最初は
> イスに座って
> 行いましょう

レベル1

イスに座った姿勢で、
膝を曲げて両手で押
さえます。次に、つま
先を両手で引き上げ
ます。

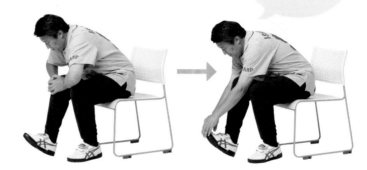

レベル2

イスに座った姿勢で、
膝を伸ばして両手で
押さえます。次に、つ
ま先を両手で引き上
げます。

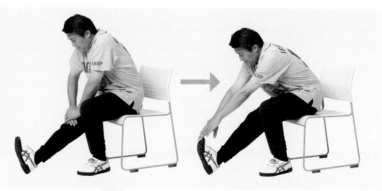

レベル3

立った姿勢で、両手
で膝を押さえます。
次に、つま先を両手
で引き上げます。

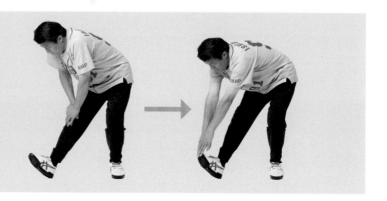

脚の筋肉、柔軟性チェック

太もも筋肉の柔軟性で腰痛注意度がわかる

太もも裏側の筋肉の柔軟性は、腰痛と関係があります。太もも裏側の筋肉（ハムストリングス）は、お尻から膝裏下まで伸びています。この筋肉が硬くなると、股関節が伸びて骨盤が前に倒れにくくなるので、腰への負担が大きくなり、腰痛の原因になります。

あお向けに寝て、膝を伸ばして上げたとき、脚と床の角度から、この筋肉の柔軟性と腰痛の注意度をチェックできます。

脚と床の角度が、90度以上になればOKです。90度まで届かないと要注意、60度以下は腰痛予備軍となり特に注意が必要です。

まず太もも裏側の筋肉の柔軟性をチェックして、19の動きの中から自分のレベルに合わせた体操を行います。徐々に柔軟性を高めて腰痛を予防しましょう。

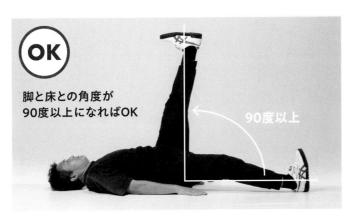

OK
脚と床との角度が
90度以上になればOK
90度以上

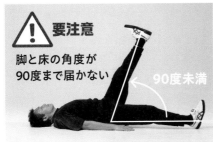

⚠ **要注意**
脚と床の角度が
90度まで届かない
90度未満

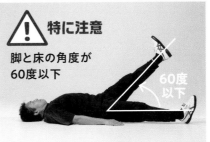

⚠ **特に注意**
脚と床の角度が
60度以下
60度以下

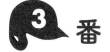
体のバランスを整える運動

かかとの上げ下げで前かがみの姿勢をなおす

かかとを上げる動作、下げる動作を同じリズム（2拍子）で行います。
かかとを上げたとき、体が前に倒れないように真っすぐに立つことを
意識して行いましょう。

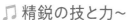

♫ 精鋭の技と力〜

バランスをとる
ことがむずかし
い場合がありま
す。最初はイス
に座って行いま
しょう

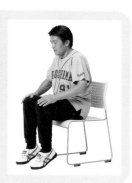

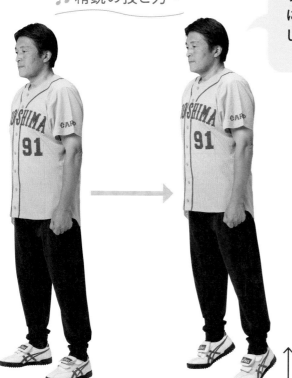

軽く足を開き、
真っすぐ前方を向いた
状態で、かかとを
上げ下げする

リズムに合わせて
両足のかかとを
上げる

NG

かかとを
上げたときに
体が前に
倒れる

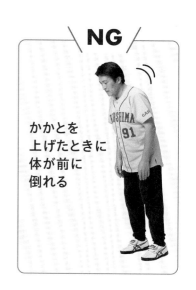

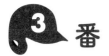

3番 ［21・22の動き］ 体の重心を保つ運動

20・21ページ参照

体の重心を固定して、転倒を予防

加齢による筋肉の減少によって歩行時に頭部を固定しにくくなり、重心を保つことがむずかしくなります。この運動で、頭の位置を固定できるように肩周りの筋肉を鍛えます。

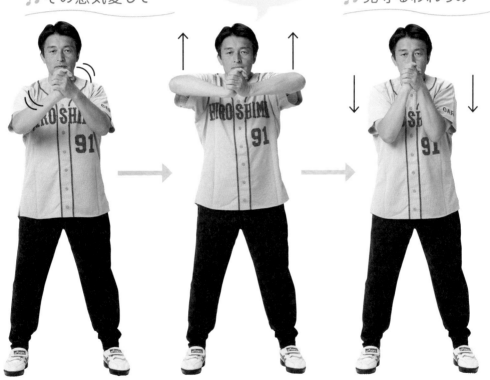

♫ その意気愛して〜

できるだけ頭が動かないよう意識しましょう

♫ 見守るわれらの〜

両手をあごの高さ辺りで結ぶ

手を結んだまま肘を肩の高さまで上げる

同じリズム（2拍子）で肘の上げ下げを2回行う

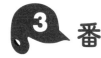
3番 転倒を予防する運動

大腰筋と腸骨筋が体の重心を安定させる

片肘と片膝をクロスさせます。この運動では太ももの骨と背骨をつなぐ大腰筋と、骨盤から太ももの骨につながる腸骨筋を鍛えることができ、転倒予防につながります。

『それ行けカープ』は
4拍子のマーチなので、
2拍子で肘と膝を
クロスし、
2拍子で元に戻す

♫ あした〜へ続く〜

最初はイスに座って行いましょう。歩行動作をイメージして、2拍子で片肘と片膝をクロスさせます

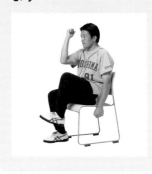

リズムに
合わせて
肘と膝を
クロス！

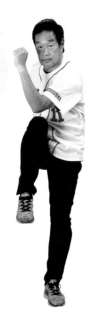

NG

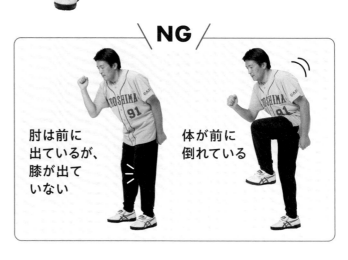

肘は前に
出ているが、
膝が出て
いない

体が前に
倒れている

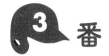

大人のカープ体操 ［24の動き］ 21ページ参照

③番 腰痛予防の運動

脇腹を伸ばして腰ストレッチ

両手を伸ばして上に上げます。背中を真っすぐにしたまま、体を左右に動かしましょう。
体を左右に動かすときに、脇腹をしっかり伸ばします。

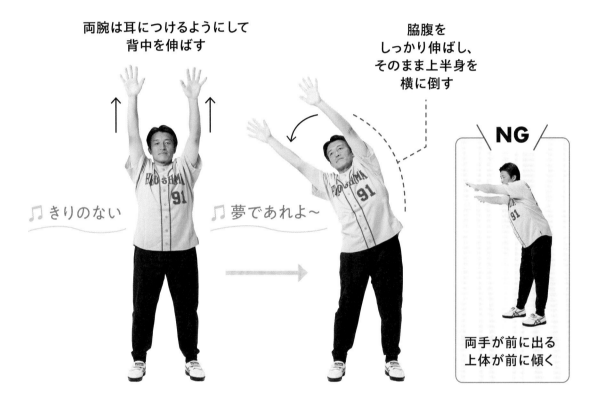

両腕は耳につけるようにして
背中を伸ばす

脇腹を
しっかり伸ばし、
そのまま上半身を
横に倒す

NG

♫ きりのない

♫ 夢であれよ～

両手が前に出る
上体が前に傾く

＼ 転倒防止に大腰筋と腸骨筋を鍛えよう！ ／

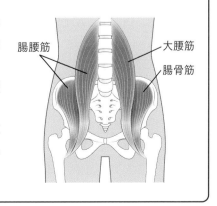

　歩く動作は2拍子のリズムで、ここに止まる動作が加わ
ると3拍子のワルツのリズムになります。急に止まると、動
きのリズムが変わるので、体のバランスが崩れやすくなり、
転倒の危険も高まります。転倒を予防するためには、大腰
筋と腸骨筋がしっかりと働くことが必要です。

腸腰筋

大腰筋

腸骨筋

　大腰筋、腸骨筋を使う動作で、体幹筋力も同時に高ま
ります。歩行動作で頭の位置を固定できるようになり、重心
も安定するので、しっかり歩けるようになります。

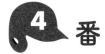

大人のカープ体操 ［25の動き］ 22ページ参照

4番 肩関節を動かす運動①

円を描く動作で肩関節を動かす

手のひらを前に向けて顔の前で交差させます。そこから斜め前へ真っすぐに腕を伸ばし、
指を動かしながら大きな円を描くイメージで両腕を下します。

♫ 晴れのあかつき〜

太陽が昇るきらめきを
表現してみましょう

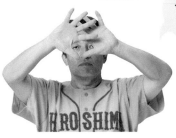

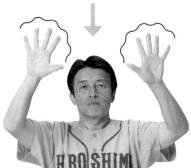

太陽のきらめきをイメージ
して指をランダムに動かす

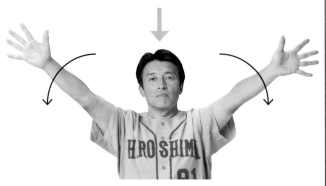

両腕を斜め前方に
大きく広げ、ゆっくり下ろす

＼ 肩関節の負担を軽減する ／
腕の上げ方

　加齢にともなって、腕を上げるとき
に肩関節の動きが大きく制限される人
が増えます。そこで、両腕を上げると
きは、真横ではなく斜め45度くらい
前方に上げるように心がけましょう。
ただし、動きに制限を感じないという
人でも、腕の上げ下ろしで肩関節に痛
みがある場合は、無理をせずに医師
に相談しましょう。

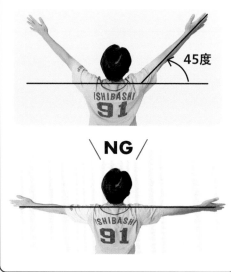

45度

NG

4番 ［26の動き］ 22ページ参照 心が躍る運動

優勝の美酒を乾杯の動作で表現

お酒が飲める人も飲めない人も、広島東洋カープが優勝するシーンを思い浮かべながら、ビールジョッキで乾杯する動作をして、喜びを表現してみましょう。

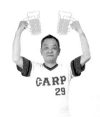
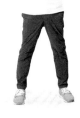

ビールジョッキ
で乾杯!
全身で喜びを
表現してみましょう

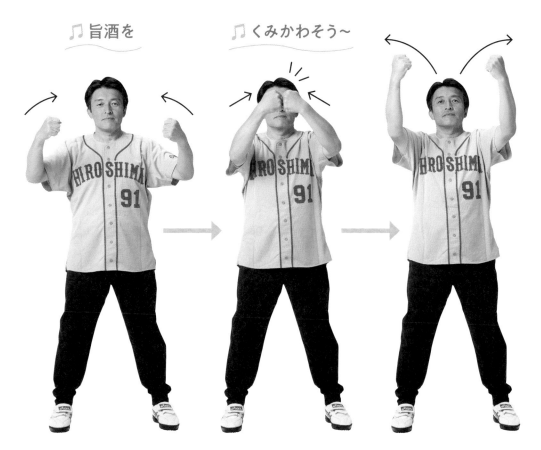

♫旨酒を

♫くみかわそう〜

ビールジョッキを
両手で持っている
イメージで

乾杯をした後、
ジョッキを高く上げる
イメージで

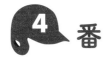

肩関節を動かす運動②

栄冠を手にした感謝の気持ちを表現

栄冠を受け取ることをイメージしながら両手を斜め45度前に大きく広げます。受け取った栄冠を胸に引き寄せ、手にすることができた感謝の気持ちを表現します。

> 勝利の証、
> 栄冠を手にした
> 喜びと感謝を
> 表現しましょう

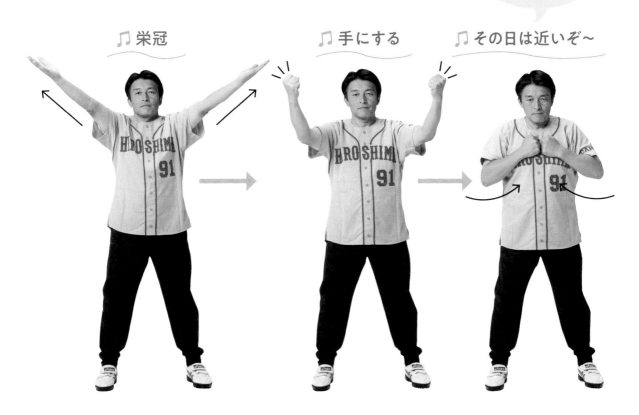

♫栄冠　　　　　♫手にする　　　　♫その日は近いぞ〜

両手を斜め
45度前方に
大きく開く

栄冠を手にした
両手を引き寄せる
イメージで

できるだけ
同じ高さで両手を
胸に当てる

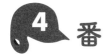

4番 ［28・29の動き］ 23ページ参照

猫背をなおす運動

肩痛、肩こりの原因となる猫背を改善

一般的には、優勝旗は右手を上にして旗が体の中央に来るように
構えて持ちますが、ここでは左手も同様の動きをします。
上に構えた腕を前方に真っすぐに伸ばしましょう。

思い切り背中を
開いて旗の上部を
持っている(つもりの)
腕を前方に伸ばす

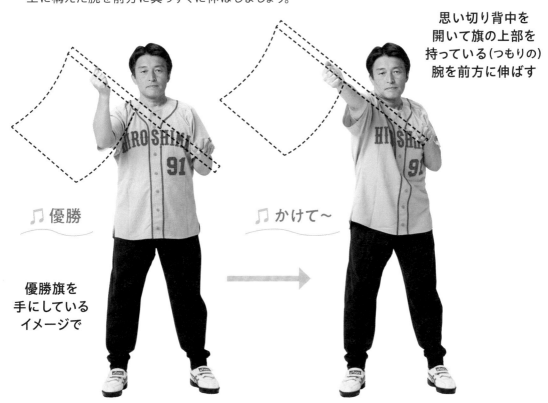

♪優勝

♪かけて～

優勝旗を
手にしている
イメージで

＼ 猫背が原因で肩痛や肩こりになる理由 ／

日常生活の中で、無意識に背中が丸まっていませ
んか？ 背中が丸まると、肩甲骨が開いた猫背になり
ます。猫背の姿勢が続くと、肩甲骨を前に引く働き
をする「前鋸筋」が動かないため硬くなります。す
ると、胸を開く、背中を開くという動作がやりづらく
なり、肩痛や肩こりを引き起こすことに。前鋸筋をし
っかり動かすことを意識して、猫背を改善していき
ましょう。

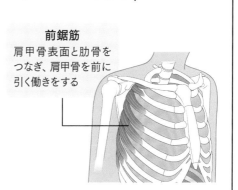

前鋸筋
肩甲骨表面と肋骨を
つなぎ、肩甲骨を前に
引く働きをする

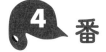

4番 ［30の動き］ 23ページ参照

肩と脇の運動

脇を伸ばして腰ストレッチ

肩の動きと脇の動きは関係しています。歌詞の最後「躍れ」の一文字ごとに手首を、正面が手のひら→手の甲→手のひらとなるように回しながら腕を上げていきます。

「お」で、最初は
手のひらを
正面に向けて

「ど」で、腕を
上げながら手の甲が
正面を向くように
手首を回す

「れ」で、腕を上げ、
手のひらが正面に
向くよう手首を回す

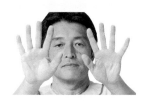

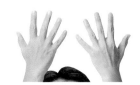

♬躍れ〜

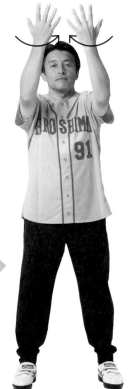

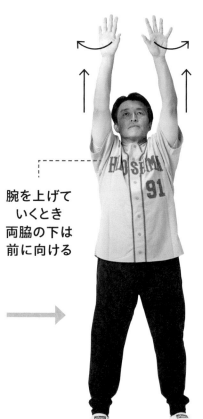

腕を上げて
いくとき
両脇の下は
前に向ける

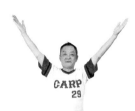

第 2 章

健康"脳力"を
チェックしよう!

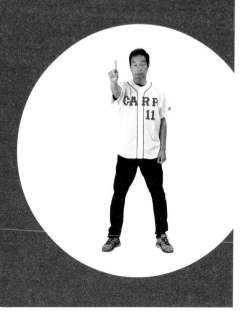

今まで無意識に
できていた動きが
できなくなっていませんか？

何事もスマートにできる
「大人」であり続けるために

　例えば、「イスから立ち上がる動作が遅くなった」「財布から小銭を出すのに時間がかかるようになった」と感じることはありませんか？　また、明らかに遅くはなっていないけど「1テンポ遅くなった」と感じることはありませんか？

　これは一時的にその動きを忘れてしまい、動き出しまでの時間が必要になっているためです。「良い・悪い」という問題ではなく、誰でも加齢に伴ってその傾向が強くなります。大切なことは、神経系の衰え（視力低下、聴力低下）、脳の情報処理機能の低下（短期記憶力の低下、反応時間の低下、いくつかの情報を同時に処理する能力の低下など）を抑えることです。

　脳の細胞は無数のネットワークで結ばれていて、精神機能の働きをしています。脳細胞自体は歳をとると減っていきますが、ネットワークは維持することや使い方次第で新たにつくることもできます。
　脳は体を動かすだけでなく、体からの刺激を受けて活性化されます。そのため脳が刺激されることが少なくなると、体の反応も遅くなり、無意識にできていた動きを一時的に忘れてしまい、動作が遅くなったり、できなくなったりするのです。
　脳を活性化させるためには、ものを見るときの目と脳の働きが、キーポイントになります。ものを見る機能全般のことを視機能といいますが、ものを見てその状況や情報を判断するのは、すべて脳における神経回路の働きによります。

視覚と脳の情報処理機能

　赤色の中にある白色だけに焦点を合わせて見ると、「色々な形」が見えると思います。しかし、今度は赤色に注意して全体を見ると、何かの「文字」が見えてくることでしょう。

　正解は、「大人のカーブ体操」です。この赤色と白色の視覚の情報は同じですが、「色々な形」と「文字」はどちらかに切り替わって見えます。このように得られた情報を判断する脳の働きで、ものを見るという機能は成り立っています。

脳を活性化させて
「できる動き」を取り戻す

　ものを見るとき、ただ漠然と見ているだけでは、視覚と行動を結びつける脳の回路が正しく機能せず、見た情報に対して素早く正しい反応ができない場合があります。聞くときも同様です。また、先入観や思い込みが強いと、見た情報、聞いた情報に対して間違った反応をしてしまう場合があります。

　遅い反応や間違った反応を、無意識に繰り返していると脳の情報処理機能が低下してしまい、昔できていた動きがやりづらくなり、できていた動きを「忘れてしまう」ことにつながります。

　脳の情報処理機能の低下を抑え、脳を活性化させるためには、まず自分の意思で、情報を積極的に見て、聞いて、素早く正しい行動（反応）をしようという姿勢がとても重要です。目で見た情報や、耳で聞いた情報に対して、素早く正しい行動（反応）ができるかをチェックしてみましょう。

　この章で紹介するチェック＆エクササイズに、ゲーム感覚で取り組んでみてください。繰り返し行うことで、目や耳から得られた情報を、脳で判断・処理して筋肉に伝えていく仕組みを思い出していくので、「できない動き」が減り、「できる動き」が増えていくと実感できることでしょう。

視覚反応チェック
［視覚×発声］

目的 書かれている文字の「色」を素早く認識して、正解を大きな声で答えます。
言葉を発するまでのタイムラグを短縮します。

チェック＆エクササイズ方法

① 次ページの「チェックカード」から適当に1枚を選びます。

② そこに書かれている文字の「色」を、できるだけ速く答えます。

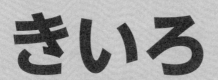

例えば、赤色で「きいろ」と書かれています。色と文字が一致していません。色を優先させて、「あか」と声に出して読みます。最初は間違って文字を読んだり、答えるまでに時間がかかったりするかもしれませんが、繰り返し行うことで、「色」を速く答えられるようになります。

カードの文字は何色ですか？

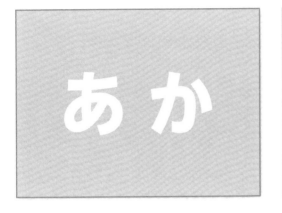

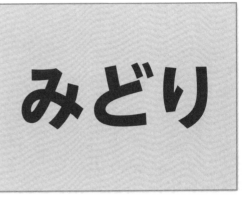

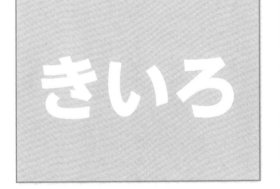

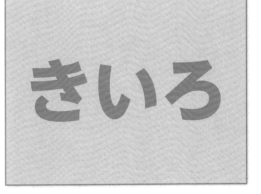

視覚反応チェック
［視覚×動作］

目的

「色」別に指定された「動き」を行います。
信号のイラストを使い、見て、動き出しまでのタイムラグを短縮します。
赤の場合は右手を上げる、青の場合は左手を上げる、
黄色の場合は上げない、など色別に動きを指定して、
見てから動き出しまでのタイムラグを短縮します。

チェック＆エクササイズ方法

① 次ページの「チェックカード」から
適当に1枚を選びます。

② 信号が赤なら右手を素早く上げます。
青なら左手を素早く上げます。
黄色は手を上げません。

最初は、上げる手を間違えるかもしれませんし、上げるまでに時間がかかるかもしれません。
しかし繰り返し行うことで、素早く正しい動きができるようになります。
慣れてきたら、赤は左手、黄色は右手など、条件を色々と変えて行ってみましょう。

 肩の動きがスムーズにいかないときは……

　もし手が思うように上がらない場合や、手を上げるときに痛みがある場合は、絶対に無理をしないようにしましょう。
　「大人のカーブ体操」の肩のストレッチをして、肩の動きに痛みや違和感がなくなってから、再びチェックを行ってみてください。

信号の色に合わせて手を上げましょう

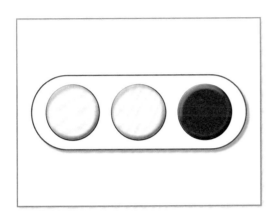

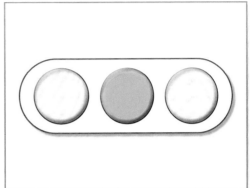

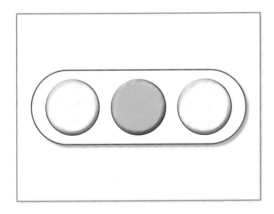

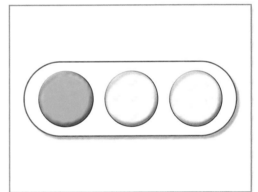

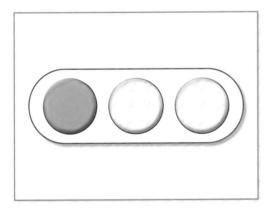

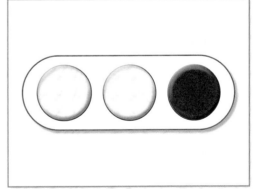

視覚＆聴覚反応チェック
［視覚×聴覚×リズム］

目的

指定された音の長さで手を叩きます。
見て、動きまでのタイムラグを短縮します。
「音符」別に正しい音の長さで手を叩きます。
さらに動作や音符の条件を変えるなど、色々な方法で行います。

チェック＆エクササイズ方法

① 次ページの「チェックカード」から
適当に1枚を選びます。

---

② 4分音符♩を1拍としたとき、
4分音符は1回手を叩きます。

8分音符♪は4分音符の半分の長さなので
2回手を叩きます。

4分休符𝄽は休みの記号なので手を叩きません。

最初は、手を叩く回数を間違えるかもしれません。
音楽の復習だと思って、楽しみながら行ってみましょう。
慣れてきたら、手を叩きながら足踏みも一緒に行ってみましょう。

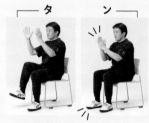

4分音符　タン
手を1回叩くのと同時に
足踏みは利き足で1回

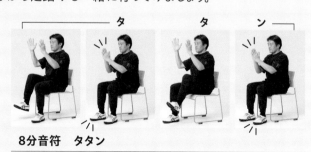

8分音符　タタン
手を2回叩くのと同時に足踏みは右、左で2回

郵 便 は が き

料金受取人払郵便

小石川局承認

1105

差出有効期間
2024年6月27
日まで
切手をはらずに
お出しください

1 1 2 - 8 7 3 1

講談社エディトリアル　行

東京都文京区音羽二丁目
十二番二十一号

ご住所	□□□-□□□□			
（フリガナ） お名前			男・女	歳
ご職業	1. 会社員　2. 会社役員　3. 公務員　4. 商工自営　5. 飲食業　6. 農林漁業　7. 教職員 8. 学生　9. 自由業　10. 主婦　11. その他（　　　　　　　　　　　）			

お買い上げの書店名
市
区
町
書店

このアンケートのお答えを、小社の広告などに使用させていただく場合がありますが、よろしいで
しょうか？　いずれかに○をおつけください。

【　可　　　不可　　匿名なら可　】

＊ご記入いただいた個人情報は、上記の目的以外には使用いたしません。

TY 000015-2205

愛読者カード

今後の出版企画の参考にいたしたく、ご記入のうえご投函くださいますようお願いいたします。

> 本のタイトルをお書きください。

a 本書をどこでお知りになりましたか。

1. 新聞広告（朝、読、毎、日経、産経、他）　　　2. 書店で実物を見て
3. 雑誌（雑誌名　　　　　　　　　　　　　）　　4. 人にすすめられて
5. 書評（媒体名　　　　　　　　　　　　　）　　6. Web
7. その他（　　　　　　　　　　　　　　　　　　　　　　　　）

b 本書をご購入いただいた動機をお聞かせください。

c 本書についてのご意見・ご感想をお聞かせください。

d 今後の書籍の出版で、どのような企画をお望みでしょうか。
　　興味のあるテーマや著者についてお聞かせください。

ご協力ありがとうございました。

音符に合わせて手を叩きましょう。
4分音符♩は1回手を叩きます。
8分音符♪は2回手を叩きます。
4分休符𝄽は手を叩きません。

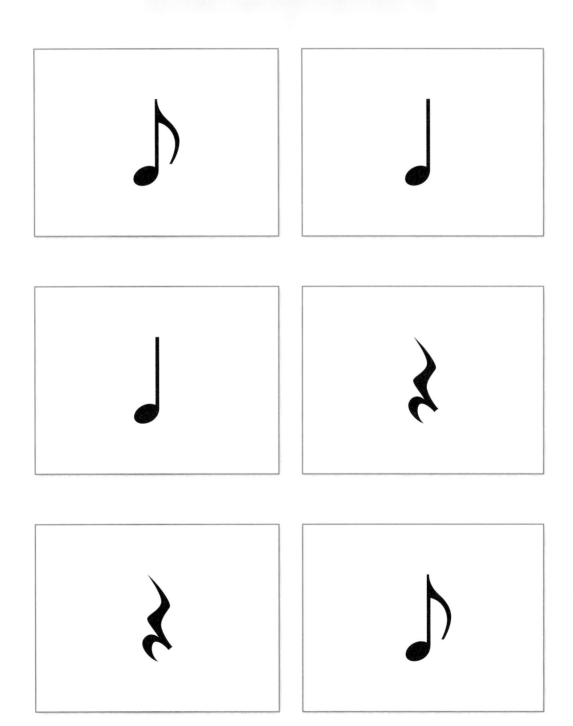

視覚＆聴覚反応チェック
［視覚×聴覚×動作①］ 棒反応：一側性

目的 視覚、聴覚から得られた情報に素早く反応して、動き出しまでのタイムラグを短縮します。落下する棒を、片手でできるだけ速くキャッチします。

チェック＆エクササイズ方法

① 丸い棒（ラップの芯など）を1つ用意します。

② 右手で棒を摑む準備をして、左手で棒を持ちます。

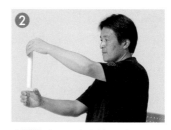

③ 自分で3、2、1とカウントダウンのかけ声をかけてから、左手を離して、右手でできるだけ速く摑みます。

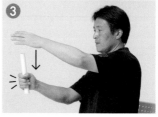

④ 反対の手で、同様に行います。

※慣れてきたら、カウントダウンなしで行います。

こんな方法も

① 丸い棒（ラップの芯など）を1つ用意します。

② 右手で棒を摑む準備をします。パートナーが、棒を持ちます。

③ パートナーが、3、2、1とカウントダウンのかけ声をかけてから、棒を落とします。右手でできるだけ速く摑みます。

④ 反対の手で、同様に行います。

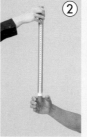
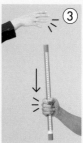

※慣れてきたら、カウントダウンなしで行います。

視覚＆聴覚反応チェック
［視覚×聴覚×動作②］ 棒反応：両側性

目的 視覚、聴覚から得られた情報に素早く反応して、
動き出しまでのタイムラグを短縮します。
落下する棒を、両手でできるだけ速くキャッチします。

チェック＆エクササイズ方法

① 丸い棒（ラップの芯など）を2つ用意します。

② 両手で棒を掴む準備をします。パートナーが、棒を支えます。

③ パートナーが、3、2、1と
カウントダウンの
かけ声をかけてから
2本の棒を同時に落とします。
両手でできるだけ速く掴みます。
慣れてきたら、カウントダウン
なしで行います。

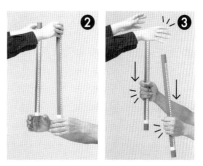

片手でキャッチするより、両手で同時にキャッチする方が遅くなる傾向が
ありますが、繰り返し練習することで素早くキャッチできるようになります。

こんな方法も

視覚強化 パートナーは少し時間差をつけて、棒を落とします。
2つの棒の動きをしっかり見て、できるだけ速くキャッチします。

聴覚強化 目を閉じて、両手で棒を掴む準備をします。
パートナーが、3、2、1とカウントダウンのかけ声をかけてから
2本の棒を同時に落とします。
カウントダウンをしっかり聞いて、できるだけ速くキャッチします。

棒反応で、あなたの敏しょう性を
測定してみよう

///

測定方法

長さ50cm、直径2〜3cm、重さ約100gの棒にmm単位の目盛りを
つけたものを使用します。

1 机の角などを利用して、
片手を固定して、手を軽く
開いて準備します。

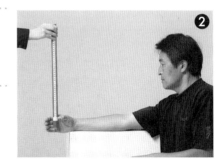

2 棒の下端が、親指と
人差し指の間に来るように
セットします。

3 棒が落下したら、
できるだけ速く
棒を握ります。

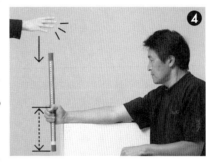

4 握った棒の親指の最上部から
棒の最下部までの長さを
確認します。

5 7回測定し、最高と最低の記録を除き残り5回の平均を測定値
とします。単位はcmとして、1cm未満は四捨五入します。

結果（評価5が一番良い）

評 価	1	2	3	4	5
平均値（cm）	29 〜	28 〜 23	22 〜 17	16 〜 11	〜 10

参考文献　『体力と測定指標 理学療法のための運動生理』7（3）：127-132、1992.
潮見泰蔵（理学療法科学学会）『中高年者向けの体力テスト』京都大学医
療技術短期大学部紀要 別冊、健康人間学、1997、9：40-45.

聴覚反応チェック
［聴覚×動作①］ 指キャッチ

目的 聴覚から得られた情報に素早く反応して、
動き出しまでのタイムラグを短縮します。

チェック＆エクササイズ方法

3人以上で行います。人と一緒に行うことで、楽しく継続することができます。
相手の指をキャッチ、自分の指はキャッチされないようにするレクリエーションです。

① 3人以上で、内側を向いて円になります。リーダー役を決めます。

② 全員、右手の人差し指を立てて、左手で輪をつくります。

③ 全員、自分の右の人の輪に人差し指を入れます。

④ リーダーが「キャッチ」と言った瞬間に、全員、右手の人差し指を
素早く上げ、同時に左手を握って左の人の指をキャッチします。

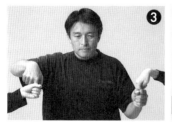 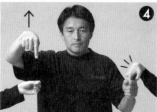

❸ ❹

最初は片手しかうまく反応できないかもしれませんが、少しずつ、両手ともに成功するように楽しく続けてみましょう。

こんな方法も

「キャベツ」「キャロット」など、「キャッチ」と似た言葉でフェイントをかけると、
楽しく行うことができます。
「キャッチ」の代わりに「右」や「左」など別の言葉を合図にすると、予測しにく
く難しくなりますが、やはり楽しく行えます。

聴覚反応チェック
［聴覚×動作②］ 指アップダウンキャッチ

目的 聴覚から得られた情報に素早く反応して、動き出しまでのタイムラグを短縮します。前ページで紹介した「指キャッチ」の別パターンです。

チェック＆エクササイズ方法

1 3人以上で、内側を向いて円になります。リーダー役を決めます。

2 全員、右手の人差し指を立てて、左手で輪をつくります。

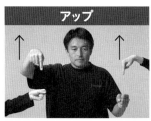
アップ

3 全員、自分の右の人の指の輪に人差し指を入れます。

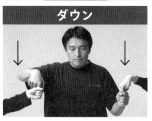
ダウン

4 リーダーが「アップ」と言ったら、全員が右手の人差し指をゆっくり上げます。
「ダウン」と言ったら、全員が右手の人差し指をゆっくり下げて、右の人の指の輪に人差し指を入れます。

5 リーダーが「キャッチ」と言った瞬間に、全員、右手の人差し指を素早く上げます。同時に左手を握って左の人の指をキャッチします。

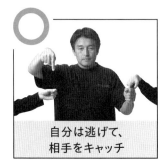
自分は逃げて、相手をキャッチ

こんなキャッチになっていませんか?

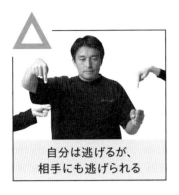

△ 自分は逃げるが、
相手にも逃げられる

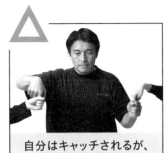

△ 自分はキャッチされるが、
相手もキャッチする

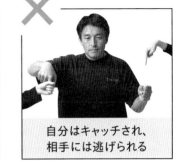

× 自分はキャッチされ、
相手には逃げられる

アップとダウンの動きが入ることで、ゲームにメリハリや緊張感が出るので、さらに楽しく行うことができます。慣れてきたら、手の動きを逆にして（左手の人差し指を立てて、右手で輪をつくる）行ってみましょう。

指の代わりに、20cm程度の「紐」や「布切れ」を持って行うと、指で行うときより逃げるのが難しくなります。逆にキャッチしやすくなります。

体の使い方を変えることが脳の健康につながる

　脳と腕をつなぐ神経回路はクロスしているため、右利きでは左脳、左利きでは右脳をよく使います。空間の把握は右脳が優位なので、右利き（左脳）は、左側の空間に注意を向けることが苦手ですが、左利き（右脳）は、左右の空間に同じように注意を向けることができるという特性があります。

　右利きの人が脳をバランスよく使いながら、左右の空間に集中できるようになるには、左手を意識的に使う方法が有効です。

　また、脳は体の各部を動かすだけでなく、体の各部からの刺激を受けて変化していきます。この章で紹介した、視覚反応や聴覚反応などによるエクササイズで、日頃行っていないような動き、慣れていない動き、考える力を組み合わせた動きなどを行って、脳の中の広い領域を刺激して脳を活性化させていきましょう。

脳疲労の予防と脳の活性化

脳疲労の予防に有効な方法は?

　脳疲労の原因は、スマホやパソコンなどデジタルデバイスの使い過ぎによるマルチタスク（複数の作業をすること）で、脳の消費エネルギーが増えることや、精神的なストレスなどがあげられます。

　多くの情報により「脳疲労」を通り越して「脳過労」を引き起こしてしまい、「会話が噛み合わない」、「原因不明のめまいがする」といった認知症に近い症状を発症することがあります。

　脳の疲労物質については、少しずつわかってきています。代表的なものは、アデノシン三リン酸（ATP）が分解されて発生するアデノシンという物質です。人間は生きている限り、体内でATPというエネルギーが作り出されています。そのとき、アデノシンが脳の前帯状皮質で発生し、それが蓄積することで脳が疲労を感じると考えられています。

　※前帯状皮質とは、帯状皮質の前部で、血圧や心拍数、意志決定、共感など、
　　認知機能に関与する、脳梁を取り巻く襟のような形をした領域のことです。

　睡眠不足で慢性的な疲労状態になることも原因のひとつなので、睡眠は脳疲労の予防のためにも重要です。

　また、脳疲労を減らすには、この章で紹介したエクササイズなど、体の使い方を変えるという方法が有効です。

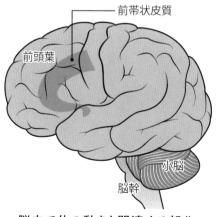

脳内で体の動きと関連する部分

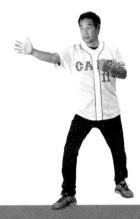

第 3 章

一生いきいき!

健康
ストレッチ

指ストレッチで
運動機能をアップしましょう!

指を使うだけで
脳は活性化される

　脳は、体の各部を動かすだけでなく、体の各部からの刺激を受けて変化していきます。特に指を動かすことで、脳の中の広い領域を刺激することができます。脳は情報をキャッチしようと刺激され、活性化されます。

　しかし、何も考えずに漠然とただ指を動かすだけでは、脳は刺激されません。脳の活性化には、日頃行っていないような動き、慣れていない動き、考える力を組み合わせて、指を動かす方法が効果的です。

指の動きで
脳を活性化するコツ

　テレビのリモコンを操作するときや、スマホを操作するとき、ほとんど利き手の同じ指で操作していませんか？ 日常生活でほとんど使っていない指があるのではないのでしょうか。例えば、利き手とは逆の手でリモコンやスマホを操作することも脳の活性化に有効です。もしスマホをよく使うなら、文字の変換方法を変えてみると、考える力を組み合わせることになります。ひらがな変換をローマ字入力に変えてみるなどです。

　こうした日頃行っていない動き、慣れていない動き、考えを組み合わせた動きにトライすると、脳は活性化されます。次ページから紹介する6つの指ストレッチで、より積極的に指を動かして、脳を活性化させていきましょう。

指ストレッチ

1. 指を脱力させる／左右それぞれ10回

効果
手指の血液の流れを促進させます。
指関節の可動域を改善して柔軟性を向上させます。

やり方

1
右手で左手の指を
下から上へ伸ばす
ようにさすります。

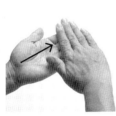

2
左手でも同様に右
手の指を下から上
へ伸ばすようにさ
すります。

ポイント 手指関節の腫れやこわばりを改善させるようにゆっくり行います。

2. 手首を脱力させる／左右それぞれ4回

効果
筋肉の持久力の運動になります。
しなやかな指の動きのための、しなやかな筋肉がつきます。

やり方

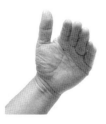

1
指先を伸ばしたま
ま、手のひらを内
側へゆっくり曲げ
ます。

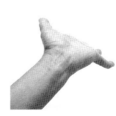

2
こんどは手のひら
をゆっくり外側へ
伸ばします。

ポイント 曲げるときも、伸ばすときも、手首の可動域をいっぱいに使って行い
ましょう。一連の動きをゆっくり行うことが大切です。

3. 指先を丸める　左右それぞれ4回

 効果 日頃あまり行わない、 指先まで力を入れる運動です。
全ての指が同じ動きをするように考えて行うとさらに効果的です。

やり方

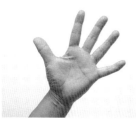 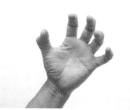 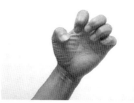

1 指を伸ばして手を広げます。

2 指をゆっくり動かして、丸めるようにします。

3 完全に指を丸めたら、ゆっくりと開いていきます。

---

4. 指先で屋根型をつくる　左右それぞれ4回

 効果 第3関節を使うことで、指の動きの効率が良くなります。
日頃は意識することも使うことも少ない
第3関節をしっかり使います。

やり方

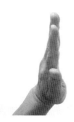 **1** 親指以外の指を揃えます。指を伸ばしたまま曲げていきます。

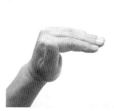 **2** 手首を立てた位置から直角になるように真っすぐに伸ばします。

ポイント 指の付け根 (第3関節) を支点にして、ゆっくり動かします。

5. 指を上下に動かす

左右それぞれ
5本指1往復

効果 右手・左手の指が同じように動くか、それぞれの指の可動域を確認することができます。日頃あまり使わない薬指や小指をしっかり動かすことがポイントです。

やり方

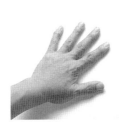

1 指を1本ずつ独立させて上にゆっくり上げます。

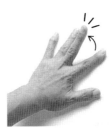

2 親指から小指まで順番に行います。

ポイント 指関節の腫れやこわばりを改善させるようにゆっくり行います。

---

6. 指を回転させる

左右それぞれ5本指1往復

効果 指の複雑で細かい動きができるようになります。例えば、財布から小銭を素早く取り出せるようになります。

やり方

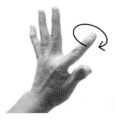

1 親指から小指まで、内側に円を描くように指を回転させます。

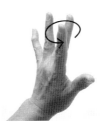

2 親指から小指まで、外側に円を描くように回転させます。

肩と腰のストレッチで
肩こり・腰痛を
予防しましょう！

座っていても
体に負担はかかる?!

　厚生労働省の国民生活基礎調査（2022年調査・世帯員の健康状況「自覚症状の状況」）によると、病気やけが等で自覚症状のある人の症状では女性、男性ともに「腰痛」が最も高く、次いで「肩こり」となっています。このふたつの予防はとても重要です。

　肩こり、腰痛の原因でまず考えられることは、首や肩、腰の筋肉を、動かさないままで長時間を過ごすことです。自宅で、同じ姿勢で長時間テレビを見続けていませんか？　長時間座った姿勢でテレビを見続けると、頭の重さを支える首や肩、背中などに負担がかかり、姿勢が崩れて背骨に様々な問題が発生します。

　首や肩の痛みは、背骨の頸椎や胸椎からくるトラブルが多く、腰や膝の痛みの多くは、腰椎から出ている神経のトラブルが原因となっています。

トレーニングには
年齢に合った加減が必要

　積極的に体を動かすことが、肩こり、腰痛の予防になりますが、動かし過ぎることも良くありません。首や肩、腰の筋肉の柔軟体操やストレッチをやり過ぎると、筋肉痛が生じ神経痛を合併するという悪循環となります。くれぐれもがんばりすぎないように、肩ストレッチ（77ページ〜）、腰ストレッチ（80ページ〜）で紹介する種目を少しずつ行っていきましょう。

※首・背中を見たときに、筋肉が左右対称でない場合や、明らかに萎縮した筋肉があって、肩こりがある場合には、専門医に相談しましょう。

1. 指を動かしながら腕を上げる

左右それぞれ4回 (1〜2セット)

 効果 指を動かしながら腕を上げる
デュアルタスク (2つの動作を同時に行う) の動作で、
運動機能と思考機能の両方を刺激することができます。

やり方

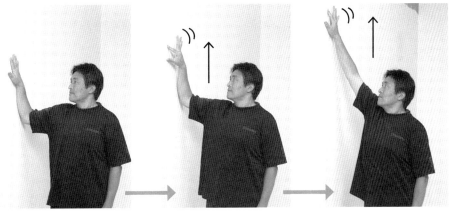

1 壁から少し離れて、片手を壁に当てます。

2 親指から小指まで動かしながら、腕を上げていきます。

3 できるだけ高く上げて、次に同じ動きでスタート位置まで下ろしていきます。

ポイント

　2つの動作を同時に行うことを「デュアルタスク」といいます。例えば、「指を動かしながら腕を上げる」動作は、指を動かす動作と、腕を上げる動作を行うための思考が、一緒に行われることになります。

　歳をとると、いくつかの動作を同時に行うことが難しくなります。そこで、この本で紹介する「デュアルタスク」動作を行って、脳の様々な部分を同時に刺激して、脳を活性化させていきましょう。

「デュアルタスク」動作のポイントは、失敗しないことではありません。失敗したり、慣れない動きを行うことで、脳に常に新しい刺激を与えることが重要です。たくさん失敗して、脳を活性化させましょう。

2. 指を動かしながら円運動

左右それぞれ2往復 (1～2セット)

効果　指を動かす動作と、円を描くような動作の、2つの動作を同時に行う（デュアルタスク）ことで、運動機能と思考機能の両方を刺激することができます。
肩のインナーマッスル（大きな筋肉を補佐する小さな筋肉）を刺激することで、肩周りの筋肉がついて肩こりの予防になります。

やり方

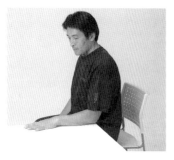

1
肘を90度に曲げて脇につけます。
指を伸ばして正面に向けた状態で
手のひら・前腕を机の上に置きます。

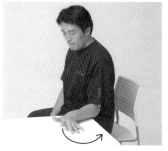

2
親指から小指までランダムに動かしながら
前腕を体の外側に向けて
円を描くように動かします。

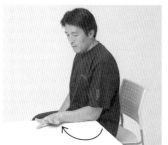

3
前腕を体の真横まで動かしたら、
今度は内側に向けて同様に
指を動かしながら腕を動かします。

ポイント　肘を支点にして、脇につけたままの状態で行うこと。

3. 指を動かしながら前後に開く

左右それぞれ2回 (1〜2セット)

効果 指を動かす動作と前後に開く動作、上体を倒す動作の、
3つの動作を同時に行う (デュアルタスク) ことで、
運動機能と思考機能の両方を刺激することができます。
胸を大きく開くことで、呼吸がスムーズになります。

やり方

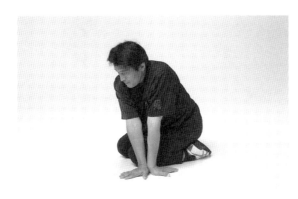

1
正座をして、片方の膝の横
に、手首をくっつけた状態
で手のひらを床に置きます。

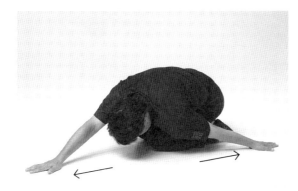

2
指を動かしながら手を前後
に開いて、同時に息を吐き
ながら上体をゆっくり倒し
ていきます。上体を倒しきっ
たら力を抜いて最初の姿勢
に戻り、ゆっくり3回呼吸を
します。

ポイント 手は前後に開けるところまで、上体も倒せるところまでで構いません。
無理をしないように、できる範囲で行いましょう。

1.骨盤を後ろに傾ける

4回（1〜2セット）

 効果 ゆがんだ骨盤を、正しい位置に戻すための体操です。
骨盤が前に傾いている場合の「骨盤リセット」に効果的です。

やり方

1 肩幅より少し広めに足を開いて、両手を腰におきます。

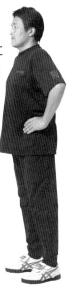

2 背中を丸めるようにしながらお尻を前に押し出します。

骨盤を後ろに傾けるイメージで行いましょう

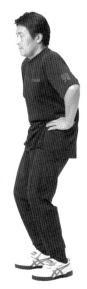

イスに座って行う場合

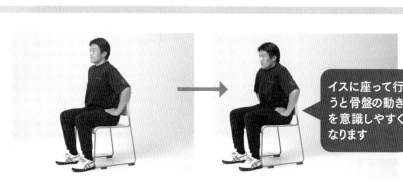

イスに座って行うと骨盤の動きを意識しやすくなります

1 背筋を伸ばしてイスに座り、両手を腰におきます。

2 骨盤から動かしてお尻を前に押し出します。

2. 骨盤を前に傾ける

4回（1〜2セット）

効果 ゆがんだ骨盤を、正しい位置に戻すための体操です。
骨盤が後ろに傾いている場合の「骨盤リセット」に効果的です。

やり方

1
肩幅より少し広めに
足を開いて、両手を
腰におきます。

NG

体だけではなく骨盤を
しっかり動かします

2
背中を反らせるように
しながらお尻を後ろに
突き出します。

骨盤を前に
傾けるイメージで
行いましょう

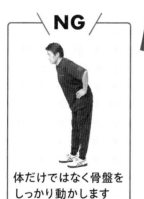

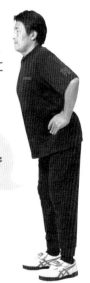

イスに座って行う場合

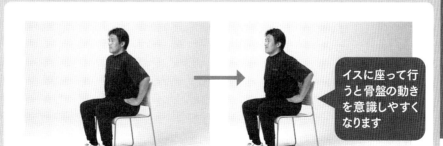

イスに座って行
うと骨盤の動き
を意識しやすく
なります

1 背筋を伸ばしてイスに座り、
両手を腰におきます。

2 骨盤から動かして
お尻を後ろに突き出します。

3. 背中と骨盤の動きを連動させる

4回（1～2セット）

 効果 背中の動きと骨盤の動き（背中を丸めてお尻を前に出す）が意識しやすくなります。

やり方

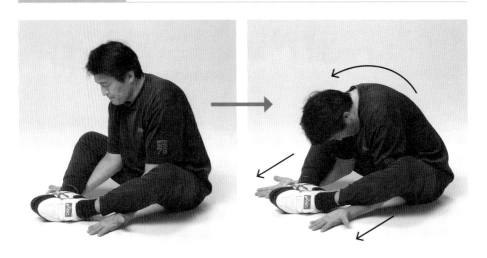

1 あぐらの姿勢で足裏を合わせます。手のひらを上にして膝の内側から外に出します。

2 息を吐きながら上半身を曲げて、手を遠くに出していきます。上半身を倒しきったら最初の姿勢に戻って、ゆっくり3回呼吸します。

ポイント 手は出せるところまで、上体も倒せるところまでで構いません。無理をしないように、できる範囲で行いましょう。

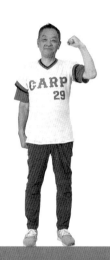

第 4 章

シニアの運動
常識・非常識

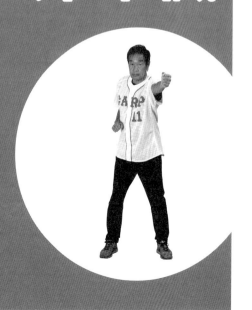

「常識」と信じていたのに、実は「非常識」だった?! シニアの運動と健康

アップデートされないままの "健康神話"で損をしていませんか?

時代とともに、「常識」が「非常識」になっているものがあります。例えば、疲労の原因は「乳酸」だとして、疲れてくると「筋肉に乳酸がたまる」などと言われていましたが、医学的な研究が進んだ現在では、疲労の原因は「活性酸素」が過剰になるためと考えられています。

活性酸素とは、呼吸によって取り込まれた酸素の一部が通常よりも活性化された状態です。活性酸素は、体内の代謝過程で様々な成分と反応して、過剰になると細胞に炎症を引き起こし、疲労の原因になると考えられています。

ほかにも、私が子どもの頃（50年前）、スポーツをしているときには、「水を飲んではいけない」と言われていました。しかし現代は全く反対で、汗をかくと熱中症の危険が高まるので、スポーツ時の水分補給は「常識」となっています。また、「運動前のストレッチは必須。重要」という考えの一方で、高齢者には運動後の整理運動がより重要だということは、「常識」であるとはまだ認識されていないように感じます。

昨今の筋トレブームで、高齢者にも筋肉トレーニングが必要という考えが「常識」になっていますが、トレーニングメニューをこなす必要があるという思い込みは、体に負担をかけるだけなので、とても危険です。このように、気づかないうちに体に負担をかけていることがあったり、「常識」と思い込んでいたことが、実は「非常識」だったということがあるかもしれません。

この章では、テーマ別に高齢者の運動・健康について「常識」として知っていただきたいことを紹介しています。今一度、"健康神話"を確認し、体への負担のない健康的な毎日をお過ごしください。

活性酸素は、整理運動（85ページ）やストレッチ（86ページ）で血液循環を促すことで取り除くことができます。

準備運動・整理運動

体を動かして積極的に疲労回復

 常識 運動後の疲労回復のために、整理運動と積極的休息が大切

 非常識 運動後の疲労回復のためには、動かず、休息が大切

　運動をする前に準備運動を、運動後に整理運動をしていますか？　準備運動を「ウォーミングアップ」、整理運動を「クーリングダウン」ともいいます。

　準備運動は、筋肉を目覚めさせ、運動する準備を整えます。準備運動は、ケガの予防のために重要です。ただし**高齢者にとって、もっと重要なのが整理運動**です。

　整理運動をしっかり行わないで急に運動を止めてしまうと、心臓など循環器系の内臓に負担がかかります。運動中に起こるアクシデントより、運動後に起こるアクシデントの方が多い傾向があります。

　アクシデントの予防、そして疲労を早く回復させる方法として、「積極的休息」があります。積極的休息は運動の後に、何もしないで休むより、積極的に体を動かすことで、疲労した体をほぐして動きやすくなるためのもので、「アクティブレスト」ともいいます。生活に取り入れて、積極的に活力を生み出していきましょう。

「大人のカープ体操」を準備運動・整理運動に活用しましょう!

　散歩（ウォーキング）の前後に、「大人のカープ体操」3番を、準備運動と整理運動として行うと効果的です。 特に整理運動として行うことで、呼吸や脈拍、血圧を少しずつ落ち着かせていくことができます。

　長時間座ったままの姿勢でいると、特に下半身の血行が悪くなります。「大人のカープ体操」で、軽く手足を動かすことも、積極的休息になります。動かないで同じ姿勢でいた後は、少し体を動かす方が、疲労を早く回復させることができるので、**新聞や本などを同じ姿勢で長時間読んだ後には、「大人のカープ体操」2番を行うと効果的です。**

ストレッチ

首や腰のストレッチは慎重に

 常識 首や腰のストレッチを行うときは、特に注意が必要

 非常識 ストレッチには危険はない

　ストレッチとは、筋肉や腱を軽く伸ばすことです。筋肉を目覚めさせる、筋肉を柔らかくする、疲労回復などの効果がありますが、軽く動いて体を温め、血流を増やしてから行うとさらに効果的です。

　ストレッチは、ゆっくり筋肉を伸ばして一定時間静止させますが、**必ず痛みが出ない範囲で行いましょう。痛みを我慢して無理に筋肉を伸ばし過ぎると、ケガをすることがあります。**

　筋肉を伸ばすとき、血管も同時に伸ばされます。高齢者は、血管が硬くなっているので、無理に伸ばしたり急に伸ばしたりすると、筋肉だけでなく血管まで傷めてしまうことがあります。首や腰のストレッチを行うときには特に注意が必要です。

姿勢次第で逆効果？　ストレッチは正しい姿勢で

　ストレッチは人任せにせず、できる限り自分で行う習慣をつけましょう。 他人にストレッチをやってもらうと、予期しないタイミングで急に筋肉を伸ばされることがあります。特に首や腰は他人に任せず、自分で少しずつ伸ばす習慣をつけましょう。

　ただし日頃からストレッチをやってもらって、あなたの体の状態を把握できている人なら任せても大丈夫でしょう。首や腰を人に任せるためには、信頼関係も必要なのです。

　たかがストレッチと安易に考えず、慎重に行うことが大切です。

　ストレッチは、良い姿勢で行うことが大切です。悪い姿勢で無理に行うと効果が低いだけでなく、痛みを引き起こすこともあります。良い姿勢で、体を温めた状態でストレッチを行うと、血液の流れも良くなり、酸素を体内に送ってくれるので、疲労回復にも大きな効果があります。ストレッチを行いながら自然な呼吸をして、体にしっかり酸素を送ってあげましょう。

筋力

高齢者に必要な筋肉トレーニング

常識　歳をとっても
筋肉の減少を防ぐことはできる

非常識　歳をとって体の筋肉が減ってくるのには逆らえない

　歳をとってからも、筋肉の力は必要です。特に**腹筋・背筋を合わせた「体幹筋肉の力」は、体のバランスを安定させることや、手足を楽に使うために役立ちます。**

　筋肉の力を、筋力といい、筋力には瞬間的に大きな力を発揮する最大筋力と、一定の間に力を出し続けられる筋持久力のふたつがあります。自立した生活には、これらの筋力が必須です。そのため高齢者にも、筋肉のトレーニングが必要なのです。

　ただし、重いダンベルやウエイトマシンを使う高重量のトレーニングは、筋肉や骨、関節などに負荷がかかります。高齢者の場合、高重量のトレーニングは負担が大きいので、体への負荷・強度を配慮して、適切に調整された負荷で筋肉のトレーニングを行うことがとても重要です。

ダンベルなどの道具を使わず、自体重で行う筋トレを

　筋肉のトレーニングの強度は、負荷・強度が増えると高くなり、負荷・強度が減ると低くなります。そのため筋肉のトレーニングの回数・負荷・強度は、以下のように分類されています。

高強度　6回より少ない回数できる
負荷・強度で行う

中強度　8〜15回できる
負荷・強度で行う

低強度　15回より多くできる
負荷・強度で行う

　高齢者には中強度・低強度の筋肉のトレーニングがおすすめです。中強度の目安は、自分の体重で行う運動や体操になりますので、**「大人のカーブ体操」が、中強度の運動に最適です。**

　低強度については、ストレッチや軽い動きが適していますので、第3章「健康ストレッチ」(72ページ〜)を参考にしてください。

呼 吸

常に良い姿勢で深い呼吸を

 力を入れるときに「息こらえ」をしないようにする

....

非常識 **力を入れるときに息を止める**

　良い姿勢では呼吸は深くなり、悪い姿勢では呼吸は浅くなります。**呼吸が浅くなると血液中の酸素が不足するため、運動や作業の効率を低下させます。**

　人間の肺は、肋骨と横隔膜で囲まれています。息を吸う、息を吐く、この一連の動作で横隔膜が上下に動く呼吸を「腹式呼吸」といいます。

　胸の筋肉の働きによって、肋骨についている筋肉が上下に動く呼吸を「胸式呼吸」といいます。

知らず知らず「息こらえ」をしていませんか?

　重たい物を持ち上げるなど、大きな力を発揮するときに、動作の前に一瞬息を止めることがあります。これを「息こらえ」といいます。この**「息こらえ」は、血圧や脈拍に変化を与えて、心臓や脳の血液の流れにも負担がかかります。**血液循環の負担は、めまい、失神などの原因になります。

　日常生活の呼吸で、重要なポイントは「息こらえ」をしないことです。**呼吸の数、呼吸の深さ、呼吸のリズム、この3つが、いつも一定になるように心がけましょう。**

　「大人のカーブ体操」を行うときにしっかり呼吸をして、「息こらえ」をしない習慣をつけましょう。呼吸は健康を維持するためにも、とても重要なものです。

水分補給

正しい水分補給で体調管理

 常識 水分補給には、胃に留まらない
冷たい飲み物を少量ずつ飲むのがいい

 非常識 温かい飲み物の方が胃腸にやさしく、
水分補給にもよい

　水分は筋肉の中に最も多く蓄えられているので、歳をとって筋肉量が減ると脱水症の危険が高まります。また、高齢になると、喉の乾きの反応が鈍くなるので、水分補給のタイミングが遅くなる傾向があります。

　軽い運動や体操を行う場合には、15分ごとに水分を補給しましょう。水だけを飲むと、体内の塩分が失われるので、スポーツドリンクや塩分を含んだ飲み物がおすすめです。ただし、スポーツドリンクはカロリーも高いので、購入時に記載事項を確認して、無糖か糖分の少ないものを選ぶようにしましょう。

夏だけでなく冬も水分補給を意識しましょう

　体内の水分量が適切か、簡単にチェックできる方法があります。それは「尿の色」を確認することです。尿の色は薄い黄色（レモネード色）が望ましく、色が濃い場合は脱水の可能性がありますから、すぐに水分補給を行いましょう。

　冬に尿の回数が増えることを「寒冷利尿」といいます。冬は血液のコレステロールが高くなるので、寒冷利尿と合わせて血液の粘り気が高くなります。血液がスムーズに流れなくなると色々な臓器への危険性が高くなるので、冬も水分補給が大切です。

　「大人のカープ体操」を行うときの上手な水分補給の方法は、まず少量の水（200mlくらい）を飲んでから始めてください。胃に水を入れておき、体操後にまた水を補給します。すると先に胃の中にあった水が押し出されて小腸に行きます。水分は小腸で吸収されるので、このように少しずつ飲む方法が効果的です。

　冷たい水の方が、胃に留まらずに小腸に移動します。温かい水は、胃に長時間残ってしまいます。これが重要なポイントです。日頃は、温かいお茶を飲んでいるという人も多いことでしょう。しかし**冷たい水を少量ずつ飲む習慣をつけて、胃から小腸に水を移動させて、しっかり吸収させる体質をつくっていきましょう。**

歩き方

骨盤から回転させて「力強く」歩く

 常識 骨盤を回転させて足を上げ、大きな歩幅で強く速く歩く

 非常識 転ばないように慎重にすり足で、小さな歩幅でゆっくり歩く

歩行とは前方に重心を移動させ、体を制御しながらバランスをとり続ける連続動作です。幼児期の子どもは、全身の割合で頭が大きく、体も柔らかいため頭が固定されていません。そのため歩行動作では重心を保つことが難しくバランスがとれないので、左右に蛇行してバランスをとって歩きます。

歳をとると、歩行時にバランスをとりづらくなってきます。体を支える筋肉が弱くなるので、幼児と同じように頭が固定されにくくなり、歩行動作で重心を保つことが難しくなります。バランスを取りづらくなると、べた足やすり足になり転倒する危険が高まります。

骨盤の動きを意識して筋力とバランス感覚を取り戻す

高齢者は、真っすぐに引かれたラインの上を歩くことが苦手です。中年以降、この傾向が目立つようになります。

ラインの上を歩くためには、前に出す足の骨盤をしっかり回転させて歩くことが必要です。右足を前に出すときは右腰から、左足を前に出すときは左腰からというように、先に骨盤を回転させれば、リズムよくバランスもとりやすくなるので、転倒防止になります。バランス感覚をしっかり取り戻していけば、自然に大股で歩けるようになり、強く速く歩けるようになります。

3番の23の動き（片肘と片膝をクロス）をリズムに合わせて行えば、体を支える筋肉をリズミカルに動かして強化できるので、骨盤を回転させるコツが摑みやすくなり、良い歩行動作につながります。「大人のカーブ体操」を継続して、筋力、バランス感覚、そしてリズム感も取り戻して、強くしっかり歩き続けましょう。

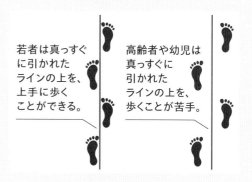

若者は真っすぐに引かれたラインの上を、上手に歩くことができる。

高齢者や幼児は真っすぐに引かれたラインの上を、歩くことが苦手。

睡 眠

上手に睡眠をとるための生活習慣

常 識　歳をとっても、睡眠の質を高めることはできる

非常識　歳をとると、よく眠れないのは仕方がない

睡眠は疲労回復にとても重要です。良い睡眠には、「睡眠時間」と「眠りの質」の2つが重要になります。「睡眠時間」は、一般的に7時間半くらい必要と考えられています。短いと疲労は回復しませんし、健康の障害にもつながります。逆に長過ぎても良くありません。幅を考えて6〜8時間が理想です。

「眠りの質」を高めるためには、寝入りを良くするのがポイントです。眠っているときは、浅い眠りのレム睡眠と、深い眠りのノンレム睡眠が一定の間隔で繰り返されていますが、寝入りのときから深い眠り（ノンレム睡眠）に入ることが理想です。

寝入りをよくするために、入浴や食事は、睡眠の2時間前にはすませておきましょう。入浴は交感神経を刺激しますし、体温がすぐ下がらず、うまく眠りに入ることができません。また満腹の状態では、お腹に負担がかかってうまく眠れません。寝る直前にスマホやパソコンを見るのも、交感神経を高ぶらせてしまうのでおすすめできません。

「大人のカープ体操」でリズム感を養い眠りの質を上げる

寝入りから深い眠りに入って、6〜8時間しっかり眠るためには軽い運動が効果的です。**「大人のカープ体操」で、色々な動きやリズム感を養うことが、睡眠にも応用されていきます。**

誰でも子どもの頃には、上手に眠るための生活習慣や生活リズムを持っていたはずです。例えば、寝る前に寝間着に着替える、歯を磨く、トイレに行くなどです。こうした習慣を思い出して、実際に行ってみましょう。

さらに気持ちのリセットは、上手に眠りに入るために有効です。寝る前に、毎日その日にあったことを思い出し、「ありがとう」など周囲の人への感謝の気持ちを声に出して言ってみましょう。すると脳も体も幸せな気持ちになって、上手な寝入りにつながります。

食事

姿勢の悪さは万病のもと

 しっかり噛んで消化をよくするために正しい姿勢で食事をする

 極端に姿勢が悪くなければ、消化に大きな影響はない

　姿勢を支える背骨は、骨と骨が椎間板という柔らかい組織でつながってできています。背骨はS字をつくって姿勢を保ち、体に負担が少なくなるような構造になっています。

　座っているときに、無意識に足を組むことがあります。**足を組んで座ると、普通に座っているときに比べて骨盤が約9度傾きます。**骨盤が傾くと、骨盤につながっている背骨もバランスをとるために傾きます。背骨の傾きは、体の色々な箇所に不具合を生じさせます。

　顎は、頭蓋骨から顎関節でつながっています。足を組んで座ると、背骨が傾いて頭蓋骨も傾くので、頭蓋骨につながっている顎関節と顎もずれてしまいます。

消化にも悪影響を及ぼす食事のときの足組み

　顎がずれると、顎を支えている筋肉が元の位置に戻そうとして、不自然な力がかかります。そのため普通に座ったときに比べて、**足を組んで座ったときは、噛む力が約2倍も弱くなります。**

　食事のときに、いつも足を組んで食べていると噛む力が低下してしまうので、よく噛んで食べることができません。これでは消化にも悪影響を与えてしまいます。**食べるときの姿勢は、健康に大きく関わっているのです。**

　体の姿勢やバランスがとれているバレリーナや器械体操の選手は、頭から真っすぐに体の中心を通る「中心線」を意識して演技をしています。日常生活でも、立っているとき、座っているときに、体の「中心線」をイメージすることは、体の傾きを矯正して理想的な姿勢をつくることにつながります。特に食事のときには、「中心線」をときどき意識して、骨盤が傾いていないか確認しましょう。

見えづらさを感じたら、
自分で判断せず眼科医に相談を

成人眼科検診のすすめ

　歳をとると、手元の文字が見にくい、ぼやけて見えるなどの自覚症状が出ることがあります。すると「老眼（老視）」だと決めつける人が多いのですが、本当にその症状が老化による眼の調節機能の低下だけが原因なのか、自分で判断しないで眼科医の診断を受けることが大切です。

　例えば45歳を過ぎると、「白内障」や「緑内障」など、「目の成人病」が出やすくなります。**視力検査だけでは目の病気はわからないので、見えづらさを感じたら自己判断で対処せず、成人眼科検診を受けるようにしましょう。**

　成人眼科検診には、視力検査（屈折検査、矯正視力検査）、眼圧検査、眼底検査など色々な検査があります。こうした検査を受けることで、「白内障」や「緑内障」などを早期に発見して治療できるので、失明の予防につながります。**「歳をとったのだから、老眼になるのは仕方ない」と自己判断だけで安易に対処せず、眼科医に相談する習慣をつけましょう。**

　また加齢により、見える範囲も狭くなります。周辺視野（周囲の感知力）の変化を例にすると、見えている視野の範囲は40代までは約200度ですが、70代以上は約160度と狭まります。

　周辺視野を広げるためには、第3章で紹介している健康"脳力"アップのレクリエーション（67〜69ページ）などが効果的です。定期的な成人眼科検診で、眼科医による適切な矯正を受けてから、楽しみながら周囲の感知力を広げていきましょう。

感動を分かち合い、自分を変えていこう！

あなたの好きな色は何色ですか？

私は赤です！ 迷うことなく赤が好きです。きっと「カープといえば赤」というイメージが、私の中に強くあるからだと思います。

1975年に、広島東洋カープの帽子は紺色から赤色に変わりました。新監督に就任したルーツ監督が、「燃える闘志を前面に出す」という目的で、赤色に変えたというのは有名な話です。そして同年、カープは悲願の初優勝を達成します。

『それ行けカープ（若き鯉たち）』のレコードは、初優勝を達成した1975年8月にリリースされました。当時野球小僧で、カープの大ファンだった私は、赤いカープの帽子をかぶって、『それ行けカープ』を歌いながら、来る日も来る日も必死になってカープを応援したものです。

『それ行けカープ』の2番に、「勝ちにいくのが、選ばれた者の運命（さだめ）」という歌詞があります。カープの選手、監督・コーチ、スタッフは、ファンの願いをきっと汲み取って戦ってくれている、そんな熱い思いが伝わります。

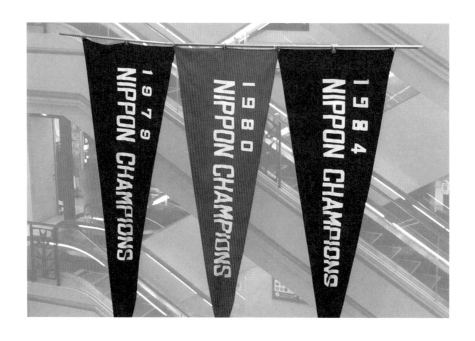

ファンは、カープの選手たちの弛まない努力を知っています。カープの選手たちが、12球団一を誇る練習やトレーニングをしていることを知っています。だからこそ3番の、「鍛えぬかれた精鋭の技と力、その意気愛して見守るわれらのあしたへ続く」という歌詞につながるのでしょう。

　『それ行けカープ』は、カープファンの「願い」や「夢」が込められた、素晴らしいメッセージソングだと思います。私は、この曲を聞く度に、今でも1975年当時のカープの試合を通して、多くの人と分かち合った感動を思い出します。

　いつの時代でも野球（スポーツ）は、私たちを夢中にさせてくれます。そして希望を与えてくれます。

　さあ！　あなたも、リズムに乗って、「大人のカープ体操」で体を動かして、感動を分かち合いながら、自分を変えていきましょう！

石橋 秀幸

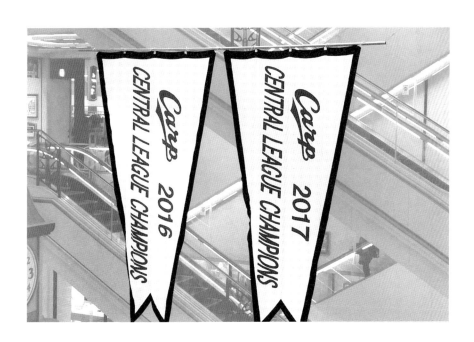

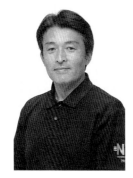

石橋秀幸　いしばし・ひでゆき

1965年広島県呉市生まれ。ホロス・ベースボールクリニック代表。慶應義塾大学スポーツ医学研究センター研究員。神奈川大学人間科学部非常勤講師。日本体育大学卒業。プロ野球、広島東洋カープに15年間在籍し（1997年はメジャーリーグ ボストン・レッドソックスへコーチ留学）、トレーニングコーチとしてプロ野球選手を指導。2007年慶應義塾大学大学院健康マネジメント研究科スポーツマネジメント専修卒業（健康マネジメント学修士）。著書に『小中学生のためのらくストレッチ』（学研プラス）などがある。

写　　真　大坪尚人（本社写真部）　小林誠二氏・紀藤真琴氏 撮影／宮前祥子
動画撮影　大坪尚人（本社写真部）
動画編集　植田甲人（本社写真部）
イラスト　園田京子
ブックデザイン　山原 望

大人のカープ体操　無理せず「健康脳力」滝昇り

2024 年 3 月 19 日　第 1 刷発行

著　者　石橋秀幸
発行者　清田則子
発行所　株式会社講談社
　　　　〒112-8001 東京都文京区音羽2-12-21
　　　　電話 販売 03-5395-3606　業務 03-5395-3615
編　集　株式会社講談社エディトリアル
代　表　堺 公江
　　　　〒112-0013 東京都文京区音羽1-17-18 護国寺 SIA ビル 6 F
　　　　電話 編集部 03-5319-2171
印刷所　大日本印刷株式会社
製本所　株式会社国宝社

 KODANSHA